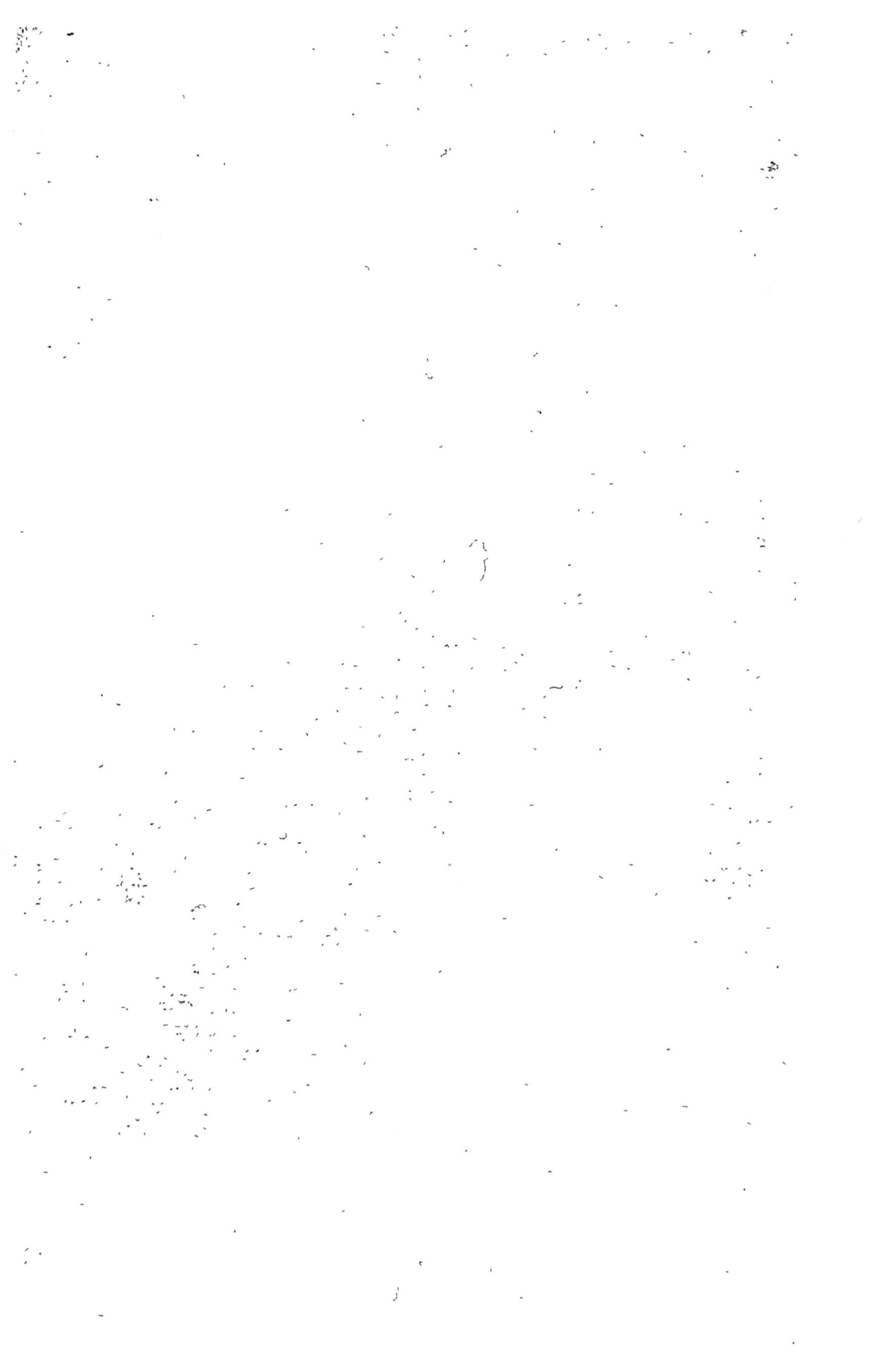

ESSAI
DE PATHOGÉNIE.

LA ROCHELLE. — TYP. DE A. SIRET.

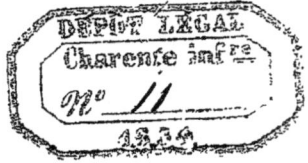

ESSAI

SUR QUELQUES POINTS

DE

PATHOGÉNIE

ET DE

CLASSIFICATION MÉDICALE

PAR

P.-E. GARREAU,

Docteur en médecine, Médecin Major de 1re classe des hôpitaux militaires ; ancien Président
de la Société de médecine de la Rochelle ; Membre correspondant des Sociétés
de médecine de Strasbourg et de Bordeaux.

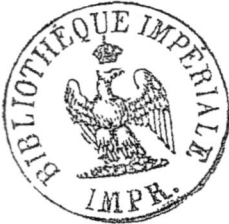

C'était un des dogmes professés par l'école de Cos , que,
pour expliquer les phénomènes de la santé et de la maladie ,
il fallait prendre également en considération les solides qui
entrent dans la composition du corps humain, les liquides dont
il est si abondamment pourvu , et les forces qui le régissent.

(ANDRAL , Essai d'hématologie pathologique, p. 5.)

PARIS,

VICTOR MASSON, LIBRAIRE-ÉDITEUR,

PLACE DE L'ÉCOLE DE MÉDECINE.

1854

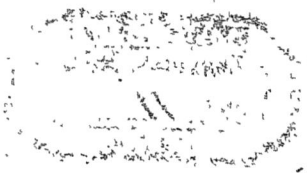

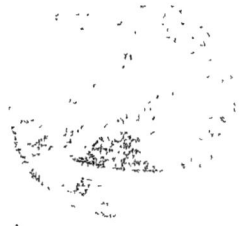

ESSAI

SUR QUELQUES POINTS

DE PATHOGÉNIE

ET

DE CLASSIFICATION MÉDICALE.

CHAPITRE PREMIER.

Objet de l'étude et Définition de quelques termes.

1. — Les inflammations et les fièvres se disputent depuis longtemps le domaine de la médecine et règnent alternativement sur nos classifications. Cependant, une famille pathologique de premier ordre, celle des intoxications, me paraît devoir changer les termes du débat; elle relègue à mon sens la plupart des fièvres parmi ses propres espèces et restreint au même titre la liste des inflammations. Il y a, dans ce remaniement du cadre nosologique, quelque chose de plus qu'une question d'ordre et de préséance ; il y a le point de doctrine à soutenir et ses conséquences

a développer. Les faits sont tels qu'on peut espérer d'éclaircir, sinon d'approfondir ce problême, l'un des plus compliqués de la science du médecin. — Je définis mes termes, ou mieux, je laisse la science contemporaine les définir, sauf à lui demander compte ultérieurement de ses définitions.

2. — On appelle *inflammations*, des maladies qui se distinguent par la primitivité du travail local, la généralité, la continuité des symptômes que ce travail provoque et domine, et par une altération du sang qui consiste dans une rupture d'équilibre entre les globules et la fibrine, au profit de l'élément fibrineux.

3. — On nomme *fièvres*, au contraire, des maladies qui sont caractérisées par l'absence d'une lésion locale primitive, par la généralité primordiale de leurs phénomènes, la persistance de cette généralité, par des prodromes annonçant qu'un travail pathogénique se prépare et agit déjà sur l'économie entière, enfin par une altération du sang, qui consiste dans une rupture d'équilibre entre la fibrine et les globules, au profit de ces derniers.

4. — On désigne, en troisième lieu, sous le nom *d'intoxications*, des états morbides qui résultent de l'introduction dans l'économie, par une voie quelconque, d'un élément qui détruit la santé, ou anéantit la vie, sans agir mécaniquement.

5. — Il est clair, au point de vue des définitions, qu'il peut y avoir de *l'inflammation* sans que ce fait

accuse la présence d'une vaste série morbide digne d'être rangée dans la classe *des inflammations* (§ 2). Une légère blessure produit de l'inflammation sans fièvre, sans altération du sang, sans qu'il soit question de tout le cortège pathognomonique attribué aux *phlegmasies*. *Une fièvre*, à son tour, entraîne souvent quelque travail local inflammatoire, sans dépouiller pour cela son espèce, ses attributs, son nom (§ 3). Donc l'inflammation est quelque chose de plus général que le groupe morbide dont on a formé la classe *des inflammations*. — Peut-être serait-il bon de couper court à toute confusion, en attribuant le nom *d'inflammations* au groupe le plus général, et celui de *phlegmasies* aux inflammations de la classe ? Question d'ordre et de clarté.

5. — De même, si l'altération de la température du corps et certains changements dans les pulsations de l'artère suffisent, comme cela me paraît certain, à l'idée la plus étendue qu'on puisse se former du terme *fièvre*, c'est-à-dire à son concept le plus général; il peut y avoir *de la fièvre* sans qu'on se trouve pour cela aux prises avec une maladie de la classe *des fièvres* (§ 3). Il y a de la fièvre dans une *phlegmasie*; or, celle-ci, en tant que phlegmasie, n'est pas ce qu'on appelle *une fièvre* apparemment ? Il y a de la fièvre évidemment dans ce qu'on nomme *les fièvres*; mais il y en a dans des états morbides nombreux et différents : le terme fièvre représente une catégorie essentiellement symptômatique.

7. — On pourrait aussi proposer, pour raison de

clarté, de comprendre , sous le titre *d'intoxications* ,
les cas dans lesquels le poison n'agit que sur les propriétés vitales, et de nommer *empoisonnements*, terme
récapitulatif , les intoxications , plus les cas dans
lesquels le poison agit mécaniquement. — Mais si ,
d'une part , la présence dans l'économie d'un agent
délétère qui trouble la santé , sans agir mécaniquement (§ 4), est la cause la plus générale de la série
morbide qui constitue *une fièvre* de la classe (§ 3) ;
et si, d'autre part , cette même présence d'un poison
dans la circulation , peut être la cause essentielle et
directe d'un travail local qui semblerait digne d'appartenir aux *phlegmasies* de la définition (§ 2),
n'est-il pas clair que les deux grandes classes des
fièvres et des *phlegmasies* se trouvent diminuées
d'autant, au profit des *intoxications* ? — Or , en fait,
il est bon nombre de phlegmasies et de fièvres , à
mon avis , qu'il est utile d'appeler de leur nom véritable et générique , *intoxications.* Les classifications
vraies font le jour dans la science et le succès dans
l'art. Ceci dit, je vais préparer, par l'analyse des éléments de mon sujet , l'exposition et la défense de
quelques vues synthétiques que je compte présenter
dans cet essai.

CHAPITRE DEUXIÈME.

—

De l'idée la plus générale de l'inflammation ; de cette même idée au point de vue clinique.

8. — Dans l'acception la plus générale du terme, qu'est-ce que l'inflammation ? La réponse à cette question n'est pas facile. Que si, laissant de côté les vieilles définitions par l'essence, on cherche à définir l'inflammation par l'ordre de succession de ses phénomènes, on se trouve encore en présence des plus sérieuses difficultés. Nos meilleurs analystes en conviennent. « L'inflammation, dit Vogel, se compose d'une série d'actes qui peuvent presque tous s'offrir ou isolés ou autrement associés, sans qu'on soit alors en droit de les appeler l'inflammation, *car ils ne méritent ce nom que lorsqu'ils suivent un certain ordre donné dans leur succession*, et cette circonstance ne suffit pas pour épuiser l'idée d'inflammation au point de vue pratique. Il se présente souvent des différences entre les actes divers qui la constituent ; tantôt quelques uns de ces actes manquent, tantôt il s'y en joint d'autres, et de là résulte qu'à l'instar de toute maladie conçue d'une manière abstraite, *l'inflammation entre en rapport intime avec d'autres maladies auxquelles même elle passe par gradation.* » (*Encyclop. Anat.* t. 9 p. 464.)

C'est ainsi que l'inflammation entre en rapport intime avec des *spécialités* et des *spécificités* diverses :

d'où la difficulté de savoir , le cas échéant , si elle
reste encore assez semblable à elle-même pour faire
espèce ; ou si la *spécificité* n'est pas le fond , le principal , *l'espèce* , la chose à dénommer ? Ce mélange
et les nuances de ce mélange , font souvent l'embarras de la classification et de l'art. Mais le point
en litige vient-il à être éclairci ? La *spécificité* , par
exemple, domine-t-elle sans conteste ? Appelez alors
les choses par leur nom ; ne dites plus qu'il s'agit
d'une phlegmasie spéciale ou spécifique , mais bien
d'une *spécialité* ou d'une *spécificité phlegmasique.*
Si les dénominations de maladies ne contenaient pas
des indications pratiques , il serait encore utile , au
point de vue de la méthode , de faire de pareilles
distinctions.

9. — Ces considérations ne mènent pas au scepticisme ; il ne faut pas que le soupçon d'une *spécificité*
fasse prendre au sérieux ce dilemme : « Ou il n'y
aurait pas d'inflammations , ou toutes seraient spécifiques par quelque point. » (*Compend* , t. 5 p. 215.)
Monneret était un esprit trop judicieux pour ne pas
reconnaître que si , en comparant entre eux des cas
nombreux d'inflammation , on en trouve peu qui
se ressemblent en tous points , il n'en faut pas moins
accorder que la série est assez généralement semblable à elle-même pour faire espèce. Exigez plus
de rigueur en médecine, comme en histoire naturelle,
et vous aurez radicalement tari d'avance toute possibilité de généralisation, de classification. L'espèce
inflammation existe ; le devoir de l'observateur est
de diminuer les chances d'erreur dans la pratique ,

en approfondissant , autant que possible , les conditions du problème vital.

10. — Quoiqu'il en soit , il y a deux manières de
considérer l'inflammation ; celle du clinicien , qui est
bien forcé de la juger sur des signes que les sens nus
et désarmés peuvent incontinent saisir ; celle de l'expérimentateur, qui la soumet attentivement aux ins-
truments de ses recherches , et s'en forme une idée
plus nette et plus complète en même temps. Je
raisonne d'abord au point de vue du clinicien.

11. — Dès qu'il aperçoit sur le vivant le quaternaire classique (chaleur , rougeur , tuméfaction ,
douleur) , il est disposé à admettre la présence de
l'inflammation. Pour lui , en effet , s'il s'agit d'une
affection restreinte , dans laquelle l'état général et le
sang du malade ne fournissent aucune indication de
la nature de celles que la définition exige (§ 2) ;
pour lui , dis-je , le quaternaire est la seule manifestation de la phlogose. Cependant ni séparés , ni
réunis , les signes du quaternaire ne sont par eux-
mêmes pathognomoniques de l'inflammation. (Vogel.)
La fluxion les apporte , l'hypérémie les contient ; or,
ce n'est pas après les travaux de notre temps , qu'on
confondra, *in abstracto* , l'inflammation avec l'hypérémie active.
Donc le clinicien , réduit aux seuls éléments du
quaternaire , ne peut fonder sur eux que la probabilité de l'inflammation. Ce qui signifie que l'accumulation active du sang dans les capillaires contient
divers possibles : l'inflammation , l'hémorragie , l'hy-

percrinie, l'hypertrophie, et ainsi de suite. Peut-
être, en tenant compte de tout, et en opérant par
voie de numération, sur de très grands nombres,
le clinicien attentif pourrait-il assigner, d'une manière générale, les différents degrés de probabilité
de ces divers phénomènes ; mais ce ne serait là qu'un
chiffre *nu*, plus scientifique que pratique. Il faudrait
plutôt, s'il était possible, aller au fond, et saisir
dans la fluxion active (toujours semblable à elle-
même en tant que fluxion), les différences profondes,
secrètes, qui sont autant de causes d'autant d'effets
différents.

12. — Il faut remarquer que si l'on ruine par une
critique de détail la valeur séméiologique de chaque
élément du quaternaire, pris à part ; que si l'on rend
la collection elle-même imparfaite comme signe ;
cette collection n'en conserve pas moins beaucoup
plus d'importance qu'on ne pourrait le croire après
le travail négatif. C'est qu'en médecine, comme partout, la collectivité a une valeur supérieure à celle
qui résulte d'une simple addition des unités composantes.

Cependant, comme il reste une chance d'erreur,
force est bien de demander une garantie de la conclusion qu'on prendra à des circonstances qui ne font
pas partie du quaternaire. Mais lorsque le travail
morbide est restreint, et dans les limites de l'observation clinique, à quelles circonstances s'adresser ?
Il ne peut être ici question de fièvre, ou de signes
tirés du sang ; cela changerait, en effet, le point de
vue. Il ne peut être question de ces éléments qu'on

appelle produits de l'inflammation : s'ils existent , c'est que l'acte qui les engendre est accompli et ne s'accomplit pas. Or, le praticien a besoin de ce qui est et de ce qui sera, non de ce qui a été. De quoi donc , je le demande , en fait de circonstances extrinsèques , peut-il être question ? De la cause des phénomènes , tout au plus , qui , une fois connue , peut faire monter la probabilité jusqu'à une certitude morale.

13. — Des auteurs recommandables , ne se fiant point au quaternaire , pour caractériser scientifiquement l'inflammation , et voyant bien que ses produits ne sont que des signes posthumes , parlent ainsi : *pour qu'on puisse déclarer qu'une hypérémie est inflammatoire , il faut qu'il y ait tendance à la formation de produits nouveaux.* J'y consens , mais quand y a-t-il tendance ? Faute d'un signe clinique de cette *tendance,* elle reste abstraite et stérile. Cependant si l'on veut appeler de ce nom la marche active, aiguë, du groupe morbide , la probabilité de l'inflammation deviendra considérable. Je laisse ici le point de vue clinique ; il me faut des lumières d'un autre ordre , pour y revenir avec fruit et l'envisager dans de nouvelles conditions.

CHAPITRE TROISIÈME.

De la notion la plus générale de l'inflammation, au point de vue expérimental.

14. — Je laisse Vogel décrire le groupe complet de la phlogose, tel qu'il se développe sous le regard de l'expérimentateur. — « L'observation nous apprend que les phénomènes du travail inflammatoire se succèdent dans l'ordre suivant. On remarque d'abord un resserrement des capillaires, que le sang parcourt avec plus de rapidité ; ensuite, ces vaisseaux se dilatent et le sang y marche d'une manière plus lente, mais uniforme. Plus tard, le mouvement de ce liquide devient irrégulier, il avance et recule par saccades, il oscille, comme le balancier d'une horloge, enfin il s'arrête tout à fait. Les vaisseaux se déchirent, dans divers points, et des extravasions de sang ont lieu dans le parenchyme. En même temps que le sang devient stagnant, son *serum* s'épanche dans les parties environnantes ; plus tard le *plasma* tout entier transude à travers les vaisseaux, et se répand aux alentours. Ces phénomènes successifs, réunis à quelques autres appréciables par les sens (rougeur, chaleur, tuméfaction, douleur), constituent l'inflammation. Une fois qu'ils sont accomplis, celle-ci est épuisée, mais la liqueur du sang épanchée, ne tarde pas à subir des changements : ce sont les terminaisons de la phlogose.» (*Encyclop. Anat.* t. 9. p. 462.)

15. — Si je cherchais maintenant à déterminer, d'une manière précise, le point où commence l'inflammation, celui où elle se termine, ce qui, dans le groupe, la constitue essentiellement, je me perdrais dans des subtilités sans limites. Tout se tient dans la vie ; le fait le plus saillant, le caractère le plus éminemment différentiel, y sont mêlés à autre chose ; rien ne peut y être isolé, surtout en fait d'actes vitaux. Seulement, par une séparation fictive et utile, la valeur relative des différents caractères peut y être, jusqu'à un certain point, appréciée et classée. Pour ce qui a trait à l'idée générale d'inflammation, j'essaierai d'indiquer cette valeur.

16. — L'inflammation commence avec ou sans le resserrement des capillaires, d'où procède la pâleur des surfaces ; il suffit que l'inflammation puisse exister et existe très souvent sans ce phénomène, pour qu'il appartienne à peine aux caractères de l'espèce.—J'en dis autant de la conséquence immédiate du resserrement des capillaires, savoir, de la plus grande rapidité du cours du sang dans les petits vaisseaux. Ce ne sont guère là que des circonstances qui concourent à nous mettre sur les traces de l'inflammation. — Quant à la dilatation de la lumière des capillaires, comme elle s'accomplit toujours dans l'inflammation, son importance est considérable. Cependant, d'après Vogel : « la dilatation des capillaires et leur réplétion par le sang, avec ou sans resserrement préalable, s'observent aussi sans inflammation. » (Encyclop. Anat. t. 9. p. 465.) — La stase enfin, ce temps d'arrêt des globules empilés, mais non dénaturés, la

stase, abstraction faite des extravasions du sang avec ses corpuscules, n'est pas un de ces faits si essentiellement constitutifs d'une espèce, par eux-mêmes, qu'il n'y ait plus à hésiter. Vogel l'avoue : « La stase n'appartient point uniquement à l'inflammation ; elle se rencontre dans des circonstances où il ne saurait être nullement question de cette dernière.» *(Encyclop. Anat.* t. 9. p. 467.) — Et cela reste vrai, même alors que la stase est accompagnée de l'exsudation du *serum.* « L'exsudation du *serum,* reprend Vogel, accompagne la stase dans des cas où il n'existe pas d'inflammation. » (Ibid. p. 467.) Il y a donc partout des distinctions à faire, des rapprochements à opérer, et force est de convenir qu'aucun signe n'est par lui-même complet, définitif, absolu.

17. — Un seul, si on pouvait le saisir *en acte,* serait par lui-même le témoignage parfait, je ne dirai pas d'une inflammation qui a eu lieu (comme le pus), mais d'une inflammation ayant lieu ; c'est l'exsudation du *plasma,* liqueur entière du sang, à travers les parois des petits vaisseaux. Je ne prétends pas que cette exsudation soit l'essence même de la phlogose, attendu qu'une pareille essence est complexe ; mais je dis que le passage du *plasma* est le signe pathognomonique du grand fait morbide dont je m'occupe. Tout autre épanchement est moins capable de le caractériser ; le passage des globules dans le parenchyme, par rupture des parois, s'observe dans l'hémorragie, comme dans l'inflammation ; l'épanchement de la sérosité s'observe ailleurs. Il est vrai que, de son côté, l'exsudation du *plasma* a

également lieu dans le travail normal de la nutrition, mais à un degré relativement fort minime. C'est, au reste, une analogie précieuse à recueillir.

Quoi qu'il en soit, cette critique n'atteint les éléments expérimentaux de l'inflammation qu'individuellement, c'est à dire lorsqu'on les considère à part et en eux-mêmes. En fait, leur ordre sériel légal élève le diagnostic à une haute puissance ; leur collectivité confère une certitude entière. Si donc, en passant du point de vue clinique à l'expérience, on rencontre encore quelques doutes, quelques difficultés, celles-ci, tout en imposant une sage réserve à l'observateur attentif, n'autorisent nullement le scepticisme à triompher.

18. — Telle est, expérimentalement, la notion la plus générale de la phlogose : pour pénétrer plus avant dans le problème, c'est-à-dire dans le groupe morbide et tout ce qui s'y rattache, il faut le décomposer. Quand on veut connaître le fond d'une chose, on se procure, autant que possible, l'histoire de ses éléments et de leurs rapports. — Resserrement des petits vaisseaux, passage plus rapide des globules, dilatation des capillaires, oscillation, résolution, stase, exsudation du *plasma*, hémorragie, hypercrinie, hypertrophie, pus, transformations ; tout cela implique, pour être compris, l'étude sommaire des capillaires, du parenchyme, des nerfs, du sang, l'anatomie générale, la physiologie normale et pathologique des petits vaisseaux.

Comment, sans cela, débrouiller les causes variées, directes ou indirectes, de l'appel et du séjour du sang dans une partie ? Comment déterminer les modes divers par lesquels s'opèrent la fluxion et la congestion ? Comment surtout essayer de savoir ce que contiennent, dès qu'elles se manifestent, la fluxion et la congestion, ces faits générateurs de tant de conséquences ? Comment prévoir enfin, outre ce que l'afflux de sang enveloppe, en fait de conséquences immédiates, des conséquences plus éloignées, la suppuration légitime, ou l'ulcère ? C'est un idéal à atteindre.

19. — En attendant, je crois qu'on peut et qu'on doit profiter des quelques pas que la science contemporaine a faits vers lui, pour toucher aux doctrines et aux points de classification médicale qui servent à les exprimer. — Dans ce but, j'ai déjà posé quelques questions ; j'en poserai de nouvelles. C'est ainsi, par exemple, que, dans le cercle de l'idée la plus générale qu'on puisse se former de l'inflammation, je me suis demandé : *Quand elle fait espèce ? Et quand au contraire elle est subordonnée à quelque élément supérieur faisant espèce ?* — Je me demanderai plus tard, de la même façon, mais dans un cercle moins général et par conséquent plus déterminé : *Quand une phlegmasie mérite réellement le nom de phlegmasie* (§ 2, 5, 6;); *quand elle fait espèce ? et quand, au contraire, elle se résout dans une catégorie supérieure à qui la dénomination de la maladie appartient de droit ?* — Cela me conduira naturellement à analyser des notions définies, non éclaircies, puis à critiquer leurs définitions : la notion de *phlegmasie*, par exemple, celle de *fièvre*, et de *fièvres*, celle d'in-

toxication. Cela, dis-je, me conduira non-seulement à les analyser, mais à les comparer entre elles, afin de leur faire à chacune leur part en temps et lieu.

Mais comme les principaux phénomènes morbides relatifs à ces catégories, ont pour siége et pour instrument le système capillaire sanguin, je dois avant tout connaître les vaisseaux capillaires et leurs fonctions. Si redites il y a, mon excuse est qu'il faut de toute nécessité se donner une base, ou partir du connu pour raisonner.

CHAPITRE QUATRIÈME.

Notion sommaire du système capillaire sanguin.

20. — Le réseau capillaire sanguin est cette trame
de tubes déliés que le sang traverse pour se rendre
des artères aux veines ; c'est en quelque sorte un
système neutre entre deux ordres de gros vaisseaux.
Il est clair que cet important système, de qui relève
la nutrition, par lequel la vie prend un corps, une
forme, des qualités fondamentales et multiples dans
l'espace et le temps, doit être la source et le théâtre
de faits considérables dans l'ordre pathologique. Nous
devons l'étudier au moins dans ses dispositions essentielles, dans ses rapports généraux et dans ses
principales fonctions.

21. — Le réseau capillaire est-il distinct, *sui
generis*, ou bien n'est-il que la fusion indivise des
artères et des veines ? J'adopte le second sentiment ;
c'est celui de Burdach *(Physiol.* t. 6., p. 218.), de
Henle *(Encyclop. Anat.* t. 2. p. 2.), de Müller, qui
n'admet point, dit-il, avec Bichat, un système
capillaire distinct de l'artériel et du veineux *(Manuel.*
t. 1. p. 165.), de M. Donné, dans son *cours de
microscopie* (Voy. p. 112.), et, en général, de la
nouvelle école allemande. — Parmi nous, M. Dubois
(d'Amiens) a repris la thèse opposée, celle de Bichat,
de Doellinger, de Kaltenbrunner. Il cite Rœsch,

Müller *(In Burdach)*, et d'autres, et fait même appel
à M. Poiseuille, son adversaire sur des points sérieux.
Je résume l'opinion de M. Dubois (d'Amiens).

22. — Deux ordres de capillaires sanguins, les
capillaires à parois, les capillaires sans parois. Tant
que les courants conservent un certain diamètre et
donnent passage à plusieurs globules de front, ils
paraissent pourvus de parois distinctes ; mais dès
qu'ils se subdivisent en réseaux, la paroi n'est plus
perceptible. Les courants de premier ordre ou à
parois, veines et artères, s'abouchent quelquefois
directement ; mais c'est là l'exception. Le plus ordinairement, la communication des capillaires artériels
et veineux se fait médiatement, par l'entremise du
réseau de second ordre. Les capillaires de ce réseau
ne livrent passage qu'à un seul globule de front, et le
sang paraît y ruisseler à travers la matière animale.

Mais où les parois cessent-elles d'exister ? L'auteur
l'ignore. Tout ce qu'on peut distinguer, d'après lui,
c'est que dans les capillaires sans parois, il y a plus
de *serum* interposé entre les globules, lesquels se
montrent plus espacés. Au reste, les vaisseaux à
parois affectent les dispositions suivantes. Ils se dis-
tribuent en arbre, dendritiquement, diminuant de
calibre, non d'une manière graduée et uniforme,
mais à mesure qu'ils fournissent de nouvelles ramifications. Les capillaires artériels se jettent dans le
réseau intermédiaire ou réticulé ; les veines en partent
et grossissent, à l'inverse des premiers, dans le sens
du cours du sang qu'elles charrient. Veines et artères,

2

présentent une direction fixe ; déterminée ; au cours du sang.

L'économie du réseau de second ordre est toute différente ; il ne présente aux globules sanguins qu'une trame réticulée, divisée en mailles, neutre pour ainsi dire, afin sans doute que le sang puisse, par la lenteur de sa marche, y accomplir son œuvre de nutrition. Ainsi, outre que les tubes capillaires du réseau de second ordre sont privés de parois, comme de ramescences, et ne présentent point de diminution progressive de leur calibre, ils n'imposent au mouvement des globules aucune allure fixe, constante, régulière, déterminée.

23. — Henle, à l'encontre de ces idées, admet irrévocablement, de visu, la présence de la paroi. « Les vaisseaux les plus grêles, écrit-il, d'une largeur de 0,002 lignes, consistent en une membrane *primaire* totalement dépourvue de structure et dans laquelle on ne saurait distinguer ni stries, ni fibres.» (*Anat. génér.* t. 2. p. 20.) — Les capillaires, selon Müller, ne sont pas de simples sillons creusés dans la substance animale, ils ont leur paroi membraneuse. (*Manuel*, t. 1. p. 167.) — Il y a de certaines parties, au dire de Burdach, telles que le rein, l'iris, le corps ciliaire, où l'on parvient à isoler la paroi par la macération. (*Physiol.* t. 6. p. 224.) Burdach l'a vue directement et sans préparation préalable. « Quand on rencontre, dit-il, deux capillaires au-dessus l'un de l'autre, sous le champ du microscope, on aperçoit clairement leur membrane. » (*Physiol.* t. 6. p. 221.) — Schwann a remarqué, lui aussi, dans la queue

des têtards de grenouille, que les vaisseaux capillaires sont revêtus d'une membrane mince, mais facile à distinguer. (Müller, *Manuel*, t. 1. p. 167.) — Outre ces preuves de fait, Burdach apporte des raisons que M. Dubois (d'Amiens) combat très-longuement. — Quant à moi, initié au maniement du microscope et à quelques travaux de fine anatomie par les soins de M. de Quatrefage, pendant son séjour à La Rochelle, j'ai pu constater à loisir d'une manière tellement sûre l'existence de la paroi des petits vaisseaux réticulés, que je ne comprends pas comment elle a été niée. Je saisis cette occasion de remercier publiquement mon honorable maître de son laborieux exemple et de ses conseils éclairés.

Mais qu'importe la présence de la paroi dans les réticulés ! Avec ou sans capillaires à parois, le système capillaire, continu et clos de toute part, n'en reste pas moins *un*. Quel est, en définitive, le dernier mot des partisans de la paroi? Ils disent, que les membranes artérielles se fondent en une membrane *primaire* servant à clore les plus petits tubes; membrane dénuée d'organisation, de fibres, et incapable de se contracter *activement*. Et quel est le dernier mot de leurs adversaires? Ils avouent qu'une condensation du parenchyme limite le cours du sang, dans les plus petits tubes, et leur fournit un revêtement capable d'empêcher son extravasion. Est-ce bien la peine de tant disputer? Je ne le pense pas, et, quant à moi, je regarderais comme puéril, au point de vue où je me place, d'entrer dans le détail de ce débat.

24. — Pour maintenir sa division du système

capillaire en deux ordres, M. Dubois s'est appuyé
sur la différence qu'il y a entre la distribution *dendritique* et la distribution *réticulée*, différence qui
porte non-seulement sur l'anatomie des capillaires,
mais encore sur la manière dont les globules s'y
comportent dans leurs mouvements. — D'abord,
comme l'ont remarqué Bichat, Burdach, Henle, les
plus gros vaisseaux présentent une analogie de distribution avec le réseau dit de second ordre, en ce
sens qu'on voit un nombre plus ou moins considérable
de branches, se porter d'un tronc à un autre, en
conservant à peu près le même diamètre, de manière à former de larges mailles. Ensuite, le passage
de l'ordre dendritique à l'ordre réticulé, n'est pas
nécessaire, puisque la ramescence se conserve, d'a-
près Henle, dans les plexus du col de la vessie et
de la verge, *et jusque, dit-il, dans les branches les
plus déliées des artères et des veines. (loc. cit.)*
Or, ces branches déliées, qu'on veuille bien le
remarquer, appartiennent, par le caractère essentiel
du diamètre, au second ordre des petits vaisseaux
de M. Dubois (d'Amiens), et cependant, elles
n'affectent pas la distribution réticulée que M. Dubois considère comme essentielle à cet ordre ! L'auteur répondra-t-il que ce sont là les exceptions
qu'il a signalées, les exceptions qui se rapportent
aux abouchements directs des artères et des veines?
Mais lui-même a donné pour caractère aux abouchements directs de laisser passer plusieurs globules de
front ; et il est facile de s'assurer que les vaisseaux
arborisés dont je parle n'en laissent passer qu'un seul.
    J'ajoute que le passage de l'ordre dendritique à

l'ordre réticulé est loin de s'effectuer généralement,
comme l'affirme l'honorable professeur, par une transition brusque. On la remarque, cette transition
brusque, dans les poumons des reptiles, à la choroïde,
d'où l'on voit partir tout à coup, d'un tronc commun,
les *vasa vorticosa ;* mais ordinairement la fusion se
fait avec plus de ménagement qu'on ne l'a prétendu.
— Pour ma part, voici ce que j'ai vu. En étudiant
au microscope les animaux à sang froid, on aperçoit,
il est vrai, l'ordre dendritique au premier plan,
l'ordre réticulé au second ; l'un se distingue fortement
de l'autre, qu'il prime et coupe arbitrairement, pour
ainsi dire, et dont, au premier regard, il se détache,
comme de quelque chose qui lui serait étranger ;
mais si l'on y regarde de près, si l'on cherche avec
soin, si l'on suit les branches et leurs points de fusion,
on voit alors des rameaux qui cessent peu à peu de
diminuer de calibre, de s'arboriser, des tuniques qui
s'effacent, se résolvent progressivement en une simple
membrane sans texture. — Ceci dit, je ne saurais
consentir à rompre l'unité du système vasculaire
sanguin.

25. — Cette rapide étude me conduit à une remarque importante d'anatomie et de physiologie générale : la distribution des capillaires, relative aux
divers besoins des tissus, ménage assez, d'une part,
les transitions entre les *dendritiques* et les *réticulés*,
pour que les grands courants n'arrêtent pas par leur
choc les courants plus petits qui s'y jettent ; et, d'autre
part, ne ménage pas assez les transitions, pour que
le passage du sang, des artères aux veines, s'effectue

sans oscillations de globules, dans le terrain neutre ;
sans une sorte de demi-temps d'arrêt favorable à la
nutrition.

26. — Puisqu'il est question de formules générales,
je propose encore celle-ci qui me paraît reposer sur
des faits faciles à vérifier. Les abouchements immé-
diats, dont parle M. Dubois (d'Amiens), sont d'autant
plus fréquents que la partie est plus exposée à subir
une compression capable d'arrêter le jeu de la circulation périphérique. Ce mode de communication, qui
livre généralement passage à plusieurs globules de
front, est destiné, dans diverses circonstances, à suppléer à l'insuffisance du réseau le plus délié. Par un
second bénéfice de nature, dans des parties plus importantes (la substance du cerveau, par exemple, où la
communication directe ne paraît pas exister), on rencontre des tubes supplémentaires multipliés et d'un très
petit diamètre, lesquels sont vierges, pour ainsi dire,
du passage du sang. Ces vaisseaux, dits séreux par les
anatomistes, qui ne s'entendent guère sur leur emploi,
sont destinés, eux aussi, à suppléer, dans certains
cas, à l'insuffisance du réseau ordinaire. M. Lebert
en compte un bien plus grand nombre que Henle ;
je me suis assuré de la vérité de ses assertions en
observant ces petits vaisseaux de réserve, sur le cerveau frais du veau, au moyen du procédé de Henle.
On soupçonnerait déjà le but, la fin des vaisseaux
supplémentaires, en réfléchissant sur la facilité avec
laquelle s'établissent les moyens de circulation colla-
térale, lorsque les gros vaisseaux sont oblitérés ; mais
comment douter de leur emploi, quand on les ren-

contre, sous le microscope, comme cela m'est souvent
arrivé, attaqués, dilatés par le globule sanguin,
dans leur premier quart, ou leur première moitié?—
Ces vaisseaux séreux, ou dits séreux, généreusement
distribués, prouvent que pour expliquer la stase du
sang dans une portion du réseau capillaire, il ne
faut pas se fier à la théorie mécanique de l'encombrement des tubes. L'obstacle serait vite et facilement anni-
hilé, par le seul fait des abouchements directs et des
voies collatérales. Cette remarque trouvera son application, bien qu'elle ne soit pas faite d'une manière
absolue.

27. — Il serait peut-être convenable de ne parler
des tuniques des vaisseaux qu'alors qu'il sera question
de leurs fonctions physiologiques; j'en dois cependant
dire un mot ici, en résumant quelques données de la
science sur le problème obscur du rapport des nerfs
avec les capillaires sanguins.

Le physiologiste, on le sait, a deux moyens, dans
l'espèce, pour parvenir à la vérité, la voie de l'observation directe et celle de l'observation indirecte,
qui s'adresse à certains actes de la vie, dont l'esprit
déduit telle ou telle disposition de la machine. Il faut,
autant que possible, être avare de ce dernier procédé.
Quoiqu'il en soit, Henle constate que les vaisseaux
paraissent ne pas être sensibles dans l'état de santé,
l'être fort peu dans l'inflammation, et par conséquent
ne recevoir que peu ou point de fibres nerveuses
sensitives. Mais il est hors de doute, ajoute-t-il, que
le système nerveux du grand sympathique leur donne
des branches auxquelles ils sont redevables de leur

tónicité (*Encyclop. anat.* t. 2. p. 42.) On constate directement par l'observation, que les ramifications des nerfs sympathiques entourent les artères , qu'elles suivent leurs branches , s'insinuent avec elles dans les glandes , se répandent sur les membranes sécrétoires , se mêlent aux petits rameaux du système rachidien, avec lesquels elles continuent leur marche vers la périphérie.

Les nerfs pénètrent-ils dans la substance des tuniques des petits vaisseaux ? C'est très-probable : mais on a trop facilement déduit ce fait de la contractilité des tubes; on a trop facilement, selon moi, mesuré à cette contractilité la névrosité des parois des vaisseaux. Exemple : la tunique à fibres annulaires , autrefois nommée tunique musculeuse, par erreur, étant le principal instrument de la contraction vitale , devrait être, à ce point de vue , la mieux pourvue en nerfs. Rien ne prouve cependant qu'elle jouisse de ce privilége. Les veines se contractent, bien qu'on n'y ait point aperçu de nerfs. Je ne parle pas de la veine cave inférieure, où on en rencontre, pour les besoins de la vraie tunique musculaire dont elle est pourvue.

Donc , la contraction d'une paroi vasculaire n'est point en rapport avec sa névrosité; donc l'aptitude à se contracter ne peut être le *criterium* de la distribution nerveuse. D'où il suit que les vaisseaux qui ont des nerfs ne doivent pas les posséder uniquement pour la contraction. La présence des nerfs dans les petits vaisseaux a certainement des fins multiples, et procède non-seulement aux mouvements des tuniques, mais encore à celui des globules sanguins, en même temps qu'à la calorification. — N'y aurait-il point, dans d'autres actes de la vie, quelques renseignements à prendre sur la distribution et la terminaison des nerfs dans les petits vaisseaux?

28. — Les expériences relatives à l'origine, au cours ; à la terminaison, aux rapports anatomiques des nerfs des capillaires, ne sont pas encore capables de suppléer à l'insuffisance de l'observation. Encore moins peuvent-elles fournir les éléments d'une théorie de l'action nerveuse dans les capillaires. Il y a cependant quelques faits saillants qui répandent un jour favorable sur certaines questions. C'est ainsi que les influences exercées par les émotions morales sur les petits vaisseaux, que la participation de ces derniers aux maladies des organes centraux, que les phénomènes sympathiques enfin, autorisent à penser qu'il y a communication entre les nerfs vasculaires et les centres nerveux. Je reviendrai forcément sur ces faits en m'occupant de la fluxion : ils prouvent certainement le rapport des grands centres avec les filets nerveux des vaisseaux, mais ils ne nous donnent pas le comment de ce rapport.

— Certaines expériences, y relatives, sembleraient se contredire. — Stilling a trouvé que la destruction de la partie postérieure de la moëlle, amenait la stase du sang dans les membres pelviens et l'ulcération des orteils. Mais, d'après Valentin, la section des nerfs sciatiques, du nerf grand sympathique et de la moëlle, n'a point altéré la circulation dans la membrane interdigitaire. D'un autre côté, des expériences récentes de M. Charles Bernard ; sur le grand sympathique ; tendent à prouver que , si les lésions du centre cérébro-rachidien entraînent , comme l'affirment MM. Flourens et Magendie , le refroidissement total ou partiel de l'animal , la lenteur de la circulation &ª ; la section au contraire du filet de communication qui existe entre le ganglion cervical inférieur et le ganglion cervical supérieur , produit une augmentation de chaleur notable , une circulation plus active , des phénomènes de turgescence enfin, dans le côté correspondant de la tête de l'animal. Mais la turgescence s'affaisse bientôt , et l'augmentation de la chaleur persiste : ce qui prouve, entre autres choses, que l'élévation de la température du corps , ou d'une partie du corps , n'est pas uniquement le résultat d'une plus grande activité dans la circulation périphérique et dans les faits de chimie vivante qui en relèvent. Cette déduction est considérable.

En tout cas, ce fait saillant se joint à beaucoup d'autres pour prouver la connexion étroite , et l'antagonisme en même temps , des nerfs des deux ordres. S'il est certain que l'irritation des nerfs sensitifs amène la paralysie des nerfs vasculaires (Henle) ; et que la destruction des filets , ou des ganglions sympathiques , amène un monopole d'activité , au profit des nerfs de relation *(Expér. de C. Bernard)* ; s'il est certain que la section des nerfs de relation produit la diminution de l'action organique ; que la section des sympathiques produit , du moins provisoirement , son augmentation ; il est bien clair que chaque ordre de nerfs abandonné à lui-même, est la cause, directe ou indirecte , d'un excès d'affaissement , ou d'activité , et qu'un équilibre favorable à la vie ; est entretenu , non seulement par leur connexion , mais aussi par leur opposition.

29. — Et maintenant , la connexion des parties centrales et des nerfs vasculaires étant admise comme fait, il y a, quant au mode de connexion, deux suppositions principales. « Si la paralysie des vaisseaux, nous dit Henle , succède à la section d'un nerf sensitif , il y a deux manières de l'expliquer : elle peut avoir été occasionnée d'une manière directe , et tenir à ce que la communication entre les organes centraux et les nerfs vasculaires n'existe plus ; mais elle peut aussi n'être qu'un effet indirect , l'inflammation du bout central d'un tronc nerveux réagissant comme irritation sur les organes centraux , et la loi d'antagonisme faisant qu'une paralysie des nerfs vasculaires succède à une irritation des nerfs sensitifs. » (Henle, *Anat. génér.* t. 2. p. 246.) Henle adopte la première hypothèse et cite quelques faits qui paraissent décisifs : mais si ces faits prouvent que les choses se passent souvent comme le physiologiste allemand le suppose , ils n'excluent nullement la possibilité d'un autre mode de manifestation. Les faits de *réflexion* eux-mêmes paraissent solidement établis ; or , ils prêtent leur appui à la seconde hypothèse. N'est-il pas permis de supposer que l'une et l'autre ont raison tour à tour , selon les cas , et que les deux moyens peuvent simultanément concourir au même but ?

30. — J'ajoute un mot : les discords des physiologistes sur divers points très délicats d'anatomie et de

physiologie du système nerveux , les phénomènes différents et même contradictoires , en apparence , que produisent des expériences qu'on croirait identiques , ne prouvent qu'une chose : c'est que les vivisecteurs (tant le sujet de l'expérience est complexe , délié , indivisible , pour ainsi-dire, dans ses parties intimes) , ne savent pas au juste ce qu'ils coupent et ce qu'ils respectent , jusqu'où ils vont , jusqu'où ils ne vont pas ; c'est qu'ils ignorent enfin les moyens supplémentaires dont la vie dispose , ou ne dispose pas , suivant les circonstances.

En tout état de cause , la connexion des nerfs des deux ordres, quel qu'en soit le mode, est un fait hors de doute , et leur antagonisme , de quelque façon qu'il s'établisse , est un point capital qui me servira de lumière quand j'étudierai les fonctions des petits vaisseaux. — Je me borne à ces considérations sur le système capillaire et ce qui s'y rattache : si incomplètes qu'elles soient, elles suffiront au but que je me propose d'atteindre dans ce travail.

CHAPITRE CINQUIÈME.

—

**Idée générale de la circulation dans le système capillaire
sanguin.**

31. — Le cœur est un organe de propulsion générale destiné à répandre le sang dans les canaux
de la circulation. Après lui viennent les artères ; je
dois m'y arrêter. Il m'importe, en effet, pour fonder
une analogie, de savoir jusqu'à quel point les artères
agissent indépendamment du cœur, et prennent part
par elles-mêmes au mouvement de la circulation ?

D'abord, il est certain que le sang y coule conti-
nuellement, mais avec une vélocité qui croît à chaque
contraction du cœur. Il n'est pas moins certain que
le sang, dans son parcours, y diminue de vitesse à
mesure que les artères se ramifient, parce que les
lumières réunies des branches artérielles sont plus
grandes que la lumière du tronc principal. Ce frottement et l'adhérence du liquide aux parois, exercent,
comme le remarque Müller, une influence essentielle
sur son mouvement ; aussi le sang coule-t-il avec
plus de vitesse au centre des artères que le long
de leurs parois. (*Manuel de physiol.*, t. 1. p. 156.)
Cette cause de ralentissement devient de plus en
plus considérable, à mesure que les vaisseaux se
subdivisent, parce que les surfaces de frottement
augmentent, toute proportion faite, avec le nombre
des ramifications.

Il faudrait savoir si le frottement agit seul et d'une

manière mécanique ; ou si la paroi du vaisseau
n'augmente pas la résistance au cours du sang , par
l'attraction qu'elle exerce sur ce fluide ? — Nous verrons que cette seconde supposition est une réalité.
— Mais enfin, à titre d'instrument de propulsion, les
artères agissent–elles sur le sang ? Et si elles le font,
de quelle nature est cette action ? Est-elle mécanique,
ou vitale ? En d'autres termes : l'action artérielle est-
elle le résultat d'une simple élasticité de tissu , ou
bien le fait d'une contraction active , rhythmiqué,
analogue à celle du cœur ? C'est ce que je dois examiner.

52. — Nos anciens physiologistes , comme le remarque Henle , ont donné le nom de tunique musculaire à la membrane moyenne des artères ; ils lui
ont attribué une part essentielle à la propulsion du
sang. Ils considèrent le *pouls* comme une contraction
rhythmique de cette tunique ; la congestion comme
un afflux considérable de sang , activement déterminé par les artères. — De nos jours , on est tombé
dans le défaut inverse. Après s'être convaincu que
la force du cœur suffit seule à déterminer la circulation , que la tunique moyenne des artères diffère
chimiquement et microscopiquement du tissu musculaire proprement dit , et qu'un accroissement
d'action , de la part des artères , n'explique point
l'inflammation , la congestion , la turgescence , on a
essayé de réduire leur rôle , dans le phénomène de
la circulation , aux effets dépendant de leur simple
élasticité physique. — Henle adopte un moyen terme
dont je produirai la formule et les motifs.

33. — Mais d'abord, sur quelles raisons se fondent
ceux qui réduisent le rôle des artères aux effets dépendant d'une simple élasticité physique ? Sur l'absence de la tunique musculaire. L'élasticité artérielle
provient, selon Müller, d'une couche épaisse de
faisceaux fibreux, élastiques, annulaires, qui ont
leur siège immédiatement au-dessous de la couche
cellulaire extérieure. Cette couche est totalement
différente de la substance musculaire, comme l'a fait
voir Berzélius. (Müller ; *Manuel* ; t. 1. p. 156.)

L'effet général de cette tonicité serait de rétrécir
d'autant plus les artères qu'elles contiennent moins
de sang. Or, cette contraction est toujours exactement proportionnelle à la diminution du liquide, et
mécanique en ce sens. — Aussi, dit Müller, chez les
animaux, après l'ablation du cœur, n'observe-t-on
aucune trace du mouvement rhythmique des artères.
Ce caractère ressort davantage, quand on le compare à la manière d'agir de certains vaisseaux pourvus d'une véritable tunique musculeuse ; quand on le
compare, par exemple, à la propulsion rhythmique
du tronc des veines pulmonaires et de l'extrémité
des veines caves, chez les animaux à sang chaud.

Les physiologistes font remarquer aussi qu'on ne
parvient pas à déterminer des contractions soudaines
dans les artères, en ayant recours à l'électricité,
qui agit si vivement sur le cœur. Il n'y aurait donc
point de contraction rhythmique des artères, et
Müller soutient que la diminution de leur calibre,
après que le cœur les a distendues, est une pure
conséquence de leur élasticité.

Mais Müller distingue, avec Parry, Tiedemann,

Weber, Schwann et Henle, les effets de la contractilité insensible, ou *tonicité* des artères, des effets de
leur élasticité. Le résultat de la première est bien
plus lent et plus durable que celui de la seconde. Le
resserrement des vaisseaux par le froid, la rétraction
d'une artère vide de sang sur elle-même, sont des
faits de *tonicité*. D'après Henle, le siège de cette pro-
priété gît dans une couche située en dedans de la
couche élastique, entre elle et la tunique interne.
— La contractilité insensible des artères, dit Müller,
cesse à la mort. Il résulte de là qu'elles opposent
alors moins de résistance aux liquides. Cependant,
ajoute le physiologiste, la contractilité vitale semble
aussi avoir part à ce qu'on nomme la vacuité des artères. *(Manuel.)*
D'où il suit, en définitive, que les deux espèces de
contractilité, bien que distinctes par leur organe,
comme par leur manière d'agir, mêlent, combinent
leurs moyens d'action, comme elles combinent leurs
actions elles-mêmes. — Voyons quel genre de fonction
intermédiaire Henle assigne à la tunique contractile,
entre la contraction rhythmique, *active*, du tissu
musculaire, et le retrait purement mécanique du
tissu doué d'élasticité ? — Force est de présenter ces
différentes opinions, afin de les comparer entre elles,
de déduire de cette comparaison, et de quelques faits
décisifs, la vérité.

34. — Une circulation devrait nécessairement
avoir lieu, d'après Henle, quand bien même les
vaisseaux ne seraient que des tubes, et elle deviendrait un courant continu dans les petits vaisseaux, si

les artères n'étaient que de simples conduits élastiques. Mais le sang, animé par le cœur d'un mouvement progressif uniforme, *coule ici avec plus de
rapidité, là avec plus de lenteur,* et parcourt en plus
grande masse tantôt une voie tantôt l'autre, *parce que
la lumière des tubes est susceptible d'un changement
vital de son diamètre.* (*Anat. génér.*; t. 2. p. 45.) —
Le fait est vrai; l'explication est contestable.

Le fait prouve clairement que le mouvement général du sang dépend du cœur; mais rien ne prouve
que sa répartition dépende des vaisseaux; que la
rapidité de tel courant, la lenteur de tel autre, soient
le résultat plutôt que la cause d'un changement du
diamètre des vaisseaux sanguins. — Ne pourrait-on
pas, sur ce point, en appeler de Henle à lui-même?
C'est lui qui remarque judicieusement: «que dans ces
sortes de faits, il faut tenir compte, non seulement
des vaisseaux sanguins, mais encore de l'état du parenchyme et du sang. Lorsqu'un agent chimique rend
le sang plus fluide, il coule avec plus de rapidité, et
un tube simplement élastique qui le contiendrait, devrait se resserrer; *la même chose arriverait peut-
être, s'il y avait attraction réciproque entre le sang
et le parenchyme?»* (*Anat. génér.* t. 2. p. 48.) Dans
ce cas, évidemment, une attraction locale occasion-
nerait une augmentation du contenu de certains tubes,
une diminution du contenu de certains vaisseaux, et
ces paroles de Henle: «un tube simplement élastique
devrait alors se rétrécir,» sont peut-être l'expression de ce qui se passe, d'une manière relative, dans
un grand nombre de cas.

Ce n'est pas sur le fait allégué ci-dessus, non plus

que sur le resserrement des vaisseaux pendant une hémorragie épuisante ; qu'on peut fonder l'idée d'une contraction vitale des tuniques, représentant une fonction moyenne qui aurait sa place entre la contractilité musculaire et la simple élasticité de tissu : mais on rencontre des faits plus concluants.

— Par exemple, celui que cite Parry, d'une brebis tuée par une hémorragie : « La carotide, écrit-il, mise à nu, se contracta pendant l'écoulement du sang, de manière que sa périphérie se réduisit de $^{320}/_{400}$ de pouce, à $^{160}/_{400}$. Après la mort, qui faisait cesser la contraction, mais non l'élasticité, l'artère revenait à une périphérie de $^{234}/_{400}$; terme qu'on doit par conséquent considérer comme représentant l'ampleur normale du vaisseau, quand il n'est ni violemment distendu, ni activement contracté. » (Encyclop. Anat. t. 7. p. 45.) Cette expérience capitale et d'autres, telles que les irritations mécaniques qui produisent des contractions brusques d'artères, observées clairement par Parry, prouvent que la contraction est parfois réellement active, puisqu'elle dépasse, soit lentement, soit brusquement, la mesure du retrait mécanique, la mesure de l'élasticité et de la tonicité. Voilà qui est significatif. — J'ai essayé moi-même, dans le courant de l'été dernier, de vérifier le premier fait sur la carotide d'un chat, tué par hémorragie : or, deux fois, il est résulté de mon expérience un chiffre d'ampleur normale, qui se place réellement et visiblement entre les extrêmes de distention et de contraction active. Je regrette de n'avoir pu assigner numériquement cette moyenne, faute d'un instrument de précision, et aussi, je ne crains pas de l'avouer, faute d'habitude.

35. — Mais enfin, comment Henle formule-t-il explicitement son opinion sur cette fonction moyenne qui m'occupe, sur cette *activité réelle* de la tunique des vaisseaux, qui prend part à la propulsion du sang? Il s'exprime ainsi : « en vertu de leur contractilité, les vaisseaux conservent pendant la vie un degré continu et moyen de contraction, dont on s'aperçoit lorsqu'ils viennent à être violemment distendus par le sang, et qui fait qu'ils ont un diamètre moindre que celui qui leur appartient en raison de l'élasticité des tuniques. Leur alternative d'expansion et de contraction dans le pouls n'est donc ni *active*, suivant le mode auquel on croyait autrefois, ni purement passive non plus. Ce n'est assurément point une contraction rhythmique suivie de rémission, semblable à celle du cœur, et le resserrement qui succède à l'expansion a lieu comme dans un tube simplement élastique. *Mais ce tube n'est point élastique, comme d'ordinaire, par l'agrégation de ses parties, il l'est par l'activité de ses tuniques* ; et pendant que cette activité détermine, d'une part, le calibre auquel il tend à se réduire, quand il se trouve abandonné à lui-même ; d'autre part, la résistance qu'il oppose à l'expansion, le rhythme des expansions et des contractions, et en partie aussi leur excursion, dépendent de l'ondée de sang que le cœur lance dans les vaisseaux. » (*Anat. génér.* t. 2. p. 52.) — Je rapporte tout au long ce passage de Henle, pour montrer que si sa formule est appuyée sur des faits, elle est cependant louche dans l'expression. N'y a-t-il rien de mieux à dire en faveur d'une contractilité active des tuniques artérielles ?

Burdach invoque une analogie remarquable, à la-

quelle il faudrait pourtant penser. « Les artères ,
écrit-il, ont, dans leur tunique moyenne, des fibres
parallèles les unes aux autres et superposées par
couche, dont la couleur est jaunâtre et devient rosée
après quelques jours de macération. On les comprend
dans la catégorie des organes constitués par le tissu
élastique jaune qui se trouve sur les points où la
force musculaire est favorisée par la locomotilité.
Donc, analogiquement, nous devons considérer ces
fibres des artères comme des fibres motrices qui sont
accumulées sur la membrane vasculaire commune ,
de la même façon que les fibres musculaires des organes creux le sont à la superficie de la membrane
muqueuse. » (Burdach, *Physiol.* ; t. 6. p. 349.) Il est
vrai, qu'au dire du même, ce n'est point le tissu élastique jaune qui reçoit des nerfs , mais la couche
fibreuse des artères ; néanmoins , ceci ne contredit
point la nature *active* des fibres jaunes , puisqu'il n'est
nullement prouvé que l'influence des nerfs ne s'étende
pas au delà de leur distribution périphérique. (§ 27.)

36. — En résumé , Henle , après Burdach , remarque qu'il y a quelquefois contraction rapide sans
cause appréciable d'une portion d'artère, et dilatation
successive du même vaisseau. Parry et Thomson ont
été témoins de ce fait. Dans le même ordre de phénomènes , on doit rappeler que les battements artériels ne sont pas toujours, tant s'en faut , propor-
tionnels à ceux du cœur , ce que Burdach exprime
en ces termes significatifs : « dans quelques maladies,
il y a état spasmodique des artères ; lorsque nous
trouvons le pouls petit ; dur , tendu ; car cet état ne

peut tenir ni à la pression exercée par les muscles ,
ni à un changement d'activité dans le cœur.» (*Physiol.*
t. 6, p. 354.) Il est de fait que les nuances du pouls,
sous le doigt du clinicien , nuances si importantes en
séméïologie , correspondent à un état bien plus général, à quelque chose de plus intimement lié à la
vie, de moins mécanique enfin qu'une simple rétraction des tuniques artérielles , exactement proportionnelle à l'ondée du sang lancée par le cœur. Il
suffit, au reste, dans maintes circonstances, d'ausculter-
ter le cœur, en même temps qu'on palpe l'artère ,
pour constater entre eux divers désaccords , différentes disproportions , sans qu'il y ait pour cela
aucune lésion organique.

Je conclus à une contraction réellement active ,
sui generis, des artères ; ou mieux encore , à des
forces diverses et combinées, représentées par ces
termes : *élasticité*, *tonicité*, *activité* , et qui , sous ce
dernier rapport , sont, je ne dirai pas semblables,
mais analogues aux forces contractiles du canal in-
testinal et de la vessie. — Ces considérations éclair-
ciront , je l'espère, la question de la circulation dans
les capillaires sanguins , dont je vais m'occuper.

37. — En traitant de la contractilité des vaisseaux
sanguins, Henle s'exprime ainsi : « plus il est certain
que l'aptitude des gros vaisseaux à se contracter dépend de leur tunique à fibres annulaires , plus nous
sommes en droit d'accorder cette faculté aux petits
vaisseaux , aussi loin du moins qu'on peut y suivre
la tunique à fibres annulaires. D'après cela , elle ne
manquerait qu'aux capillaires les plus déliés , d'un

diamètre de 0,007 à 0,005 lignes et au-dessous.
Les petites veines se comportent anatomiquement et
par conséquent eu égard à leurs propriétés vitales.,
comme les artères de petit calibre. » (*Encyclop. anat.*,
t. 7. p. 54.) Cette analogie qui nous donne le droit
d'appliquer à une notable portion du système capillaire, à toute la portion *dendritique*, ce qui vient
d'être dit des artères, est pleine d'autorité. Que la
force *a-tergo*, le cœur, soit le grand ressort du mouvement du sang dans les capillaires, cela n'est point
contestable; mais le cœur seul a-t-il le monopole de
cette circulation ? non : une telle supposition ne s'ac-
corderait nullement avec les faits. — Pour mieux
éclaircir ce point délicat de physiologie, je résume
les doctrines.

38. — Harvey fait une très large part au cœur;
mais il admet une action particulière de la part des
capillaires veineux, pour le retour du sang; puis une
attraction exercée par la masse du fluide sur ses par-
ticules éparses. (*Du mouvement du sang.* chap. 15. 16.)
— Haller rejette tout mouvement de contraction de
la part des capillaires, comme il rejette tout mouvement intestin, spontané, de la part du sang. (*Du
mouvement du sang;* chap. 3.) — Bichat affirme, au
contraire, qu'une fois arrivé dans le système capillaire, le sang se trouve manifestement hors de l'influence du cœur. (*Anat. génér.* sect. 7.) — Doellinger
et Kaltenbrunner insistent sur la prépondérance du
cœur, quant à ce qui regarde le mouvement du sang
dans toute l'étendue des artères; ils n'accordent pas
aux parois des capillaires une participation active aux

phénomènes de la circulation , enfin ils sont partisans
du mouvement spontané des globules sanguins. (*Journ.
du prog. t. 9.*) — M. Magendie prétend prouver, par
de nombreuses expériences, que le cœur est le seul
moteur du fluide nourricier. (*Physiol. expérimentale.*)
— M. Gerdy soutient l'action indépendante des capillaires ; qui se révèle surtout dans les maladies et intéresse vivement notre art. (*Dict. de méd. t. 8. p. 60.*)
M. Dubois (d'Amiens) discute ces opinions et se rattache
en définitive à celle des mécaniciens purs. (*Voy. Préleçons de pathol. p. 352, et les notes.*)

Je ne nomme pas Burdach que nous retrouverons
dans un instant. Pour bien connaître la pensée de ce
grand physiologiste , il faut le juger non pas sur un
passage , comme le fait M. Dubois , mais sur l'ensemble de sa doctrine. — Quant à Müller , il exalte
l'influence du cœur , conteste le mouvement spontané
du sang , l'attraction entre ce fluide et les parois des
petits vaisseaux , en tant que moyen de circulation ,
et doute de l'influence des nerfs. (*Manuel de physiol.
loc. cit.*) — Voyons d'abord la part que les parois
des vaisseaux peuvent prendre à la circulation, par
leurs mouvements divers.

39. — Aucune expérience directe positive n'est en
mesure de nier légitimement l'action de la tunique
contractile des vaisseaux, partout où elle se rencontre;
de dire que la tunique contractile est quelque part ,
un organe sans effet , sans but. Que si , dans les artères d'un certain calibre , elle coopère évidemment
par ses fibres, à la circulation, pourquoi, parce que
la lumière du vaisseau diminue , perdrait-elle tout-à-

coup cet attribut! Est-ce ainsi que procède la nature?
— Mais, nous dit M. Dubois, lorsqu'on examine attentivement la marche du sang dans les capillaires, on
voit que dans l'état normal, les mouvements de circulation ne sont en aucune manière précipités ou ralentis
par un mouvement quelconque dû aux parois des
capillaires, ou à la substance animale, quand il n'y a
plus de parois. (*Préleçons* ; p. 339.) Thomson avait à
peu près parlé dans le même sens, et révoqué en
doute les inductions de Glisson et de Haller. (*Traité
de l'inflamm* ; p. 56.)

Il est de fait que les expériences de Haller, qui
consistent surtout dans l'application des irritants,
produisent, comme le remarque M. Dubois (d'Amiens),
des effets qui excèdent l'ordre physiologique ; mais
elles n'en posent pas moins une *analogie*, un type que
l'esprit ne peut se défendre de rechercher dans l'ordre
normal. Est-ce que cet ordre ne contient pas en germe
la plupart des phénomènes de l'ordre morbide ? Et
cela n'est-il pas surtout vrai, alors qu'il s'agit de
phénomènes relatifs à de simples mouvements de
fibres ou de molécules, et non à des transformations
de chimie vivante ?

Certes, si le microscope n'aperçoit aucune contraction physiologique des capillaires, ce n'est pas à
dire pour cela qu'il n'y ait pas de contractions. Quand
on réfléchit sur ce qu'est le diamètre de la lumière
des petits tubes, relativement à leurs parois, on
comprend à merveille qu'une minime contraction
puisse s'exercer sans être vue. Une négation de ce
mouvement moléculaire, sur le témoignage des sens,
fussent-ils armés du microscope, est certainement

plus hardie , plus hypothétique ; qu'une affirmation contraire déduite de la présence de la tunique jaune contractile de Burdach, et des contractions produites par les excitants.

40. — M. Gerdy a convenablement réfuté, dans le dictionnaire de médecine, certaines objections des mécaniciens , partisans d'un seul système central de propulsion ; particulièrement les objections de M. Magendie. Il réfute d'abord ses preuves de raisonnement , d'où il résulte qu'il n'y aurait aucun motif pour que les capillaires, en se resserrant, chassassent le sang plutôt du côté des veines que du côté des artères. — « L'obstacle , remarque M. Gerdy , que le sang veineux présente à celui des capillaires, n'est point invincible, tandis que l'obstacle du sang artériel , alternativement soutenu , au principe de son système, par le ventricule et les valvules sigmoïdes, l'est absolument. » *(Dict. de méd.* ; t. 8. p. 56.)

Quant aux expériences relatives aux preuves dites de fait , elles ne lui paraissent ni nouvelles, ni concluantes. — En comprimant et en relâchant alternativement les artères, M. Magendie suspend et remet tour à tour la circulation veineuse en jeu. Mais cela ne prouve qu'une chose , c'est que les capillaires ne peuvent fournir de sang quand ils n'en reçoivent pas, et qu'ils ne peuvent en fournir beaucoup quand ils en reçoivent peu. *(Dict. de méd.,* t. 8, p. 57.) On s'étonne de voir Müller s'appuyer sur des expériences de cette sorte pour contester l'action propre des petits vaisseaux. « M. Poiseuille, écrit-il, a mesuré la pression du sang dans la portion périphérique d'une

veine et trouvé que cette pression est proportionnelle
à celle du sang dans les artères, avec laquelle elle
diminue ou augmente. » (*Manuel de physiol.*, t. 1,
p. 168.) Eh bien, que prouve cette proportionnalité?
mais simplement que les capillaires donnent ce qu'ils
reçoivent; qu'il y a *consensus*, harmonie, dans l'état
normal entre leur action particulière et celle du cœur
et des gros vaisseaux. Est-ce que ce *consensus* ne se
manifeste pas partout dans la vie? Pourquoi moins là
qu'ailleurs? Et si l'hypothèse d'une action spéciale,
indépendante, mais harmonique, des capillaires résulte d'une analogie puissante, et explique mieux que
la supposition des mécaniciens, un plus grand nombre
de faits, pourquoi ne pas l'adopter?

M. Gerdy l'adopte, s'appuyant sur les raisons énoncées ci-dessus, et en outre sur des faits d'absorption,
sur des changements de couleur, et même de température de la peau, quand la circulation du cœur et
des artères n'est pas changée de manière à produire
ces effets. Je cite un dernier trait de ce physiologiste,
pour montrer combien les analogies sont concluantes,
contre les quelques expériences négatives de M. Magendie et de M. Dubois (d'Amiens). — « Dans cette
étude microscopique, l'observateur aperçoit bien certaines choses, des formes, par exemple, mais il ne
sait pas ce que sont en réalité ces formes et ces choses;
en un mot, il assiste à un spectacle d'apparences dont
la réalité lui échappe ou du moins est une énigme
qu'il est parfois impossible de comprendre et qu'on
n'est jamais sûr d'avoir bien interprétée et bien devi-
née. » (*Dict. de méd.*; t. 8, p. 62.) L'énigme est réellement complexe et obscure.

En effet, après avoir fait une part à l'impulsion du
cœur, une part à celle des artères, une part de même
nature au mouvement de contraction et de dilatation
des capillaires à tuniques contractiles, il faudrait rechercher ce que peut le sang par lui-même pour se
mouvoir, ce que peuvent les nerf sur les parois des
petits vaisseaux et sur le sang, ce que peuvent l'attraction du parenchyme pour le sang, du sang pour
le parenchyme, ce que produit, en fait de mouvement,
la consommation du fluide nourricier, par la sécrétion
et la nutrition? — Mais avant de toucher à ces difficultés, regardons le sang courir dans les petits vaisseaux.

41. — Pour que les artères et les capillaires aient
une action propre à exercer, il leur faut certainement
le concours du cœur, mais seulement ce concours.
Selon Müller, quand on examine au microscope les
parties transparentes d'un animal vivant, on s'aperçoit
que le mouvement pulsatif ou rhythmique cesse, et
qu'arrivé dans les petits vaisseaux, le liquide y court
d'une manière uniforme. Mais quand les animaux
s'affaiblissent, on remarque que les corpuscules du
sang, tout en formant un courant continu dans les ar-
térioles et les capillaires, y ont cependant un mouvement saccadé. Si la force du cœur diminue davantage,
les corpuscules du sang ne forment plus un courant
continu dans les capillaires, ils n'y marchent plus que
par saccades; et si la faiblesse est plus grande encore,
ils rétrogradent après chaque saccade qui les a portés
en avant. On juge d'après cela que c'est la force du
cœur qui meut le sang dans les vaisseaux.

Oui, répondrai-je, c'est la force du cœur, quand il n'y a plus assez de sang dans les artères, pour que celles-ci, distendues par une pression intérieure suffisante, puissent être provoquées à l'action et soutenir celle du cœur. Les tuniques, quand il n'y a pas assez de sang dans les artères, reviennent sur elles-mêmes, par l'effet de la *tonicité*, mais leur jeu d'expansion étant faible, leur jeu de contraction l'est proportionnellement, et le rôle du cœur domine, efface entièrement le rôle artériel. Ce fait au contraire n'a pas lieu, si les artères sont suffisamment distendues par le fluide nourricier. — Telle est, ce me semble, la véritable interprétation des faits.

42.— Quoi qu'il en soit, dans les principaux capillaires, comme le remarque M. Dubois (d'Amiens), dans ceux qui sont pourvus de parois spéciales, à fibres, les globules courent de front et comme par fusées continues, avec tant de précipitation, qu'on ne voit plus ces globules qu'en masse, — Cela se passe ainsi sans doute, mais je ne dirai pas avec M. Dubois que cela se passe sans mouvement de paroi ; j'ai opposé à cette assertion des analogies qui ont plus de poids qu'une observation confuse et négative. (§ 38. 39.) Que si, après Thomson, M. Dubois conteste la valeur des analogies, sous ce prétexte que la contraction d'aussi petits tubes arrêterait d'emblée la circulation, c'est qu'il oublie, le cas échéant, de faire la distinction, qu'il exagère ailleurs, entre les capillaires à fibres non contractiles, dont le diamètre laisse à peine passer un globule ; et les capillaires à fibres contractiles, qui en laissent passer plusieurs de front, et dont la contraction peut s'exercer sans que leur lumière soit fermée à la circulation du sang. Mais la contraction peut-elle effectivement s'exercer, sans fermer la lumière des petits vaisseaux? C'est ce qu'il faut examiner.

On sait que le cours du sang devient de plus en plus lent, à mesure que les artères se subdivisent et que le sang s'éloigne du cœur. Peut-être pourrait-on faire argument de ce fait contre le rôle de propulsion indépendante que j'attribue aux capillaires? Analysons le phénomène.

Ce ralentissement provient des résistances que le sang rencontre, et ces résistances elles-mêmes se rapportent : 1° aux relations qui existent entre les parois et le sang (adhésion et compression); 2° à l'espace, au volume, à la direction des conduits. Ecoutons Burdach : « entre le sang et le vaisseau règne une affinité adhésive; la force du cœur doit vaincre cette adhésion; et plus la surface des vaisseaux est étendue comparativement à la masse du sang, plus il doit se perdre de la force du cœur, pour vaincre cette résistance, et plus la vitesse de la marche du sang doit être diminuée. Aussi le courant est-il plus rapide dans l'axe du vaisseau que le long de ses parois. » (*Physiol.* t. 6. p. 318.) — Cette remarque est vraie, mais elle prouve seulement que le vaisseau a deux sortes d'actions : une action directe, immédiate, de contact, d'attraction, exprimée par l'adhésion du sang aux parois, d'où le ralentissement de son cours; une action médiate, exprimée par le mouvement que la contraction vasculaire imprime aux globules de l'axe des vaisseaux, c'est-à-dire aux globules exempts de la résistance adhésive, d'où la circulation.

Au reste, la preuve que ce n'est pas le cœur seul qui surmonte les résistances, c'est que, d'après Burdach : « lorsque l'élasticité des tuniques diminue, le sang distend le vaisseau, coule plus lentement, ou s'arrête. » (*Physiol.* t. 6, p. 322.) Qu'il y ait trop de sang, le jeu des tuniques est entravé, leur élasticité impuissante ne peut plus vaincre le temps-d'arrêt. Qu'il n'y ait pas assez de sang, et la tension générale étant trop faible, ni le cœur, ni les artères ne trouvent plus l'occasion de se contracter, ou sur quoi se contracter, le *stimulus* leur manque, une des conditions de leur concours réglé fait défaut. Qu'une atonie quelconque atteigne les tuniques capillaires, et le cœur devient incapable de suffire seul aux besoins de la circulation. La réciproque est aussi vraie. Il faut donc conclure, en fait de propulsion, à une action commune du cœur et des vaisseaux, et y ajouter entre autres causes, l'influence du sang lui-même, plus ou moins abondant, plus ou moins fluide, plus ou moins excitant.

En résumé, ce que j'ai voulu prouver jusqu'ici, et ce qui me semble hors de doute, c'est la contraction physiologique, utile à la circulation de tous les vaisseaux, si petits soient-ils, à membrane contractile.

43. — Observons le cours du sang dans le réseau réticulé, dans les capillaires à membrane simple, primaire, non contractile.

La disposition et le diamètre de ces petits tubes nous étant connus (§ 24), je présente d'abord les faits généraux de leur circulation. Les globules n'y passent qu'un à un, et souvent même n'y passent pas ;

d'où cette forme de linéaments qu'ils affectent, de traces plus lumineuses, plus transparentes que le fond sur lequel elles se dessinent (Müller). Le *serum* domine plus ou moins selon les circonstances, dans cette partie de la circulation, et les séries de globules portés par le *serum*, et plus ou moins espacés, se succèdent sans direction arrêtée, avec une assez remarquable uniformité d'allure en général. Le tableau de cette circulation sans direction fixe a été très fidèlement esquissé par M. Dubois (d'Amiens) qui n'a eu que le tort, selon moi, de séparer trop complètement la portion réticulée de l'ensemble du système vasculaire, par la négation de la paroi et par l'exagération de la manière brusque au moyen de laquelle s'effectuerait le passage de la distribution dendritique à la distribution réticulée. Néanmoins, pour abréger, je puis sans inconvénient prendre la description de M. Dubois (d'Amiens) pour point de départ. (*Voy. Préleçons; p.* 339.)

44. — Je note maintenant quelques points, quelques faits essentiels, qui touchent à la question des forces présidant à la circulation dans les petits vaisseaux.

Certains vaisseaux d'un minime diamètre ne laissent passer que du *serum*, mais sont quelquefois envahis comme de vive force par des globules qui s'y ouvrent un passage. (§. 26.)

La direction du cours du sang peut changer à chaque instant dans la trame réticulée; en sorte qu'un trajet peut être parcouru tantôt dans un sens, tantôt dans un autre.

C'est évidemment dans le système à mailles qu'on

observe le *minimum* de vitesse des courants sanguins;
le mouvement au reste y paraît mal soutenu et comme
indécis.

Suivant Doellinger , un globule qui circule isolé-
ment, ne marche pas toujours dans le sens de sa lon-
gueur ; il tourne souvent sur lui-même.

Non seulement les globules tournent sur eux-
mêmes, mais ils s'accommodent par leurs changements
de forme , par leurs élongations , leurs incurvations ,
leurs évolutions diverses aux changements des petites
voies qu'ils ont à parcourir.

C'est ce que M. Gerdy exprime ainsi : « les globules s'allongent dans les vaisseaux les plus petits ,
comme pour se filer à leur étroitesse , *ou comme s'ils
étaient attirés par quelque chose.* Certains globules
disparaissent et semblent se fondre dans la substance
muqueuse , tandis que d'autres se rapprochent d'un
courant voisin , s'y précipitent avec rapidité , et s'y
confondent , ou en sont repoussés aussitôt , comme
s'ils étaient successivement attirés et repoussés par une
action électro-vitale. » (*Dict. de méd ;* t. 8, p. 62.)
— Ces faits méritent d'être pris en considération.

Les contractions du cœur et les mouvements du
serum dans lequel nagent les globules, n'expliquent
nullement, selon moi, la plupart des phénomènes que
je viens de présenter. Le mouvement du sang dans
les réticulés est-il assez rapide et témoigne-t-il, par
sa rapidité , d'une impulsion assez vigoureuse, pour
que , nul embarras sérieux ne préexistant dans la circulation ambiante, les globules puissent s'ouvrir un
passage à travers des vaisseaux d'un diamètre plus
petit que leur diamètre propre ? Non : il y a dispro-

portion manifeste entre l'effort, c'est-à-dire entre la
quantité de mouvement que le fait observé nécessite,
de la part du globule, et la minime vitesse initiale
dont il est animé, dans le réseau capillaire à maille.
D'autant, que c'est souvent au moment où un globule
s'engage, en se filant au diamètre d'un très petit tube
plein de serum, et au moment où il surmonte un obstacle, qu'il affecte une allure plus vive que son allure
ordinaire.

D'un autre côté, la direction dans le cours du sang
change sous le microscope, *sans qu'aucune compression
ou action mécanique quelconque, ou encombrement vi-
sible, puissent motiver un pareil changement.* Voilà
ce dont une observation attentive ne permet pas de
douter. Et enfin, quand on regarde de près aux mouvements propres des globules, mouvements de rota-
tion et autres, on surprend certains déplacements
brusques, certaines oscillations saccadées, qui dénoncent une cause locale toute particulière. Ces faits
m'ont tellement frappé, quand j'ai soumis au microscope la langue de la grenouille, d'après le procédé de
M. Donné, que l'opinion des partisans d'une propulsion
unique et centrale, m'a paru une véritable négation
de l'évidence. Les globules dont parle M. Gerdy, qui
se précipitent tout-à-coup dans un courant voisin, s'y
confondent subitement, comme s'ils y étaient attirés,
s'en éloignent brusquement, comme s'ils en étaient repoussés ; après un moment de contact capable de
produire en eux quelque changement électro-vital ;
ces globules, dis-je, paraissent mus par une force,
sui generis, indépendante du cœur.

4

45. — Au reste , quand on suit de l'œil certains globules, on les voit offrir successivement toutes leurs faces au contact de la membrane primaire ; en s'applatissant, plus ou moins, contre cette membrane , comme jusqu'à l'épuisement d'une certaine vertu qui leur serait propre. C'est alors seulement qu'ils prennent le chemin des capillaires veineux, et qu'ils semblent fuir devant le contact de nouveaux globules artériels arrivant sans cesse, globules non encore altérés par l'acte de nutrition, et avec lesquels ils entrent en conflit. Müller fait trop bon marché de ce phénomène, lorsqu'il s'exprime ainsi : « Si le sang était attiré par les vaisseaux capillaires et la substance vivante , il pourrait bien s'y accumuler , mais on ne voit pas comment cette attraction favoriserait la circulation , car elle déterminerait le liquide à séjourner dans les capillaires ; ou bien il faudrait supposer que la substance vivante ne l'attire, dans les capillaires, qu'autant que , provenant des artères , il a une couleur vermeille , et qu'une fois la conversion en sang veineux opérée, l'affinité réciproque entre lui et la substance, cesse. » (*Manuel* t. 1. p. 169.) Pourquoi donc ne pas faire cette supposition , si, par l'observation du mouvement des globules, et par voie de comparaison et d'exclusion , on y arrive naturellement ?

Écoutons Burdach : « Quand les globules du sang ne sont plus sous l'influence du cœur et des organes , ils s'attirent mutuellement, puis se repoussent, et nous ne pouvons comparer ce phénomène qu'avec les mouvements qui dépendent du changement de la polarité électrique. Pourquoi les globules du sang ne se comporteraient-ils pas de la même manière, à l'égard des

organes ? Tout conflit repose sur l'antagonisme, les
organes attirent les globules, parce qu'ils sont différents d'eux ; une fois entrés en rapport avec ces corpuscules, ils les imprègnent de leur polarité, et la conséquence est que par cela même ils les repoussent...
Le centre et la périphérie agissent donc d'une manière
simultanée et harmonique dans la circulation; le sang
des artères est poussé par le cœur et attiré par les
organes ; celui des veines est attiré par le cœur et
repoussé par les organes. A la périphérie, où le sang
et les organes entrent en conflit *chimico-dynamique* ,
le mouvement n'est déterminé que par des causes
purement *dynamiques*; il est mécanique au contraire
dans le centre. » (*Physiol.*, t. 7. p. 29.) Cherchons
dans un nouveau fait la confirmation de cette théorie.

46. — Les physiologistes ne peuvent plus nier que
les phénomènes de la turgescence ne soient le résultat
d'une force *d'attraction locale*. Or , quant à moi, j'ex-
trais facilement de ce fait , par voie de légitime induction , une des raisons de la circulation capillaire.
« Mais, répond Müller, la turgescence des parties, à
certaines époques, ne prouve nullement en faveur de
la force d'attraction locale , en tant que moyen de
circulation capillaire , puisqu'il y a accumulation de
sang ou temps-d'arrêt , dans toute turgescence. »
(*Manuel* , *loc. cit.*)— Je crois, au contraire, que les
faits de turgescence sont très-significatifs , dans le
sens d'une force d'attraction coopérant à la circulation
normale, et que là non accumulation du sang, ou circulation équilibrée, s'explique aussi bien par un jeu
d'attraction et de répulsion des globules, que l'accu-

mulation du sang, (*turgescence*), par ce jeu non pondéré, c'est-à-dire par un excès d'attraction. Il y a plus : je ne comprends pas qu'on puisse exclure l'attraction des moyens qui concourent à la circulation normale. Est-ce que l'emploi du sang par la nutrition, ou la sécrétion , est-ce que la consommation de ce fluide, incessamment transformé, n'est pas une force qui attire ? N'est-ce pas là un appel incessant de nouveaux globules, un fait continuel et partout répandu d'attraction ? Que devient alors l'objection de Müller ?

C'est en lisant les quelques lignes que Müller consacre à la turgescence, et sa théorie vitaliste et vraie de ce phénomène, qu'il rapporte à l'attraction, qu'on est surpris de le voir rattacher à l'unique impulsion du cœur, les phénomènes ordinaires de la circulation dans les petits vaisseaux. « En beaucoup de circonstances , écrit-il, le conflit entre la substance et le sang, l'affinité organique entre l'une et l'autre, qui est de fait dans la nutrition, augmente avec accumulation du sang dans les vaisseaux dilatés des organes.» *(Manuel,* t. 1, p. 172.) Qu'est-ce donc qui augmente ? Le conflit, l'affinité, qui sont de fait dans la nutrition. Et qu'est-ce que ce conflit, dans la langue de Müller? C'est l'attraction entre le solide et le liquide ; attraction d'où résulte l'afflux du liquide , le plus mobile des deux.

Si l'attraction augmente, et si, par conséquent, elle existe antécédemment, comment prétendre qu'elle n'est pas une des causes de la circulation ? Müller accorde : « Que s'il est possible d'expliquer par la contraction des vaisseaux des phénomènes soudains et passagers, tels que la rougeur de la honte, *il n'est nullement possible d'expliquer ainsi des congestions actives permanentes. Pour y parvenir, il est indispensable d'admettre une augmentation locale d'affinité entre le fluide sanguin et la substance, comme cela a lieu dans la grossesse.* » (*Manuel*, t. 1, p. 172.) Très bien; mais supprimez l'augmentation ; que reste-t-il? L'affinité ordinaire, l'appel normal, pour la nutrition, ou pour la sécrétion, du sang par le parenchyme, ou du parenchyme par le sang. En un mot, il reste le conflit vital équilibré, dont j'ai dit un mot ci-dessus.

47. — Mais outre les faits saillants de turgescence, qui ne s'expliquent que par le conflit, il y en a d'un moindre relief, qui finissent par ramener, *gradatim*, toute turgescence à la simple circulation. Comment alors séparer radicalement la turgescence de la circulation périphérique, quant à leur cause essentielle, et prétendre que l'une se fait tout entière sans le cœur, l'autre tout entière avec le cœur? Que si l'on ramène par degrés presque toute turgescence active à un fait de circulation, expérimentalement, il est clair que la circulation est le principe, l'essence même de la turgescence, et qu'elles se confondent dans une même origine, l'attraction, ou mieux l'attraction et la répulsion; c'est-à-dire *le conflit*.

Les faits de petite turgescence, qu'on me passe ce terme, tels, par exemple, que l'afflux du sang sur le cerveau, pendant un travail intellectuel assidu, sont des faits très-fréquents et fort connus. Or, ce qu'il y a de certain, c'est que le cœur ne peut les produire par lui seul ou directement; et ce qu'il y a de non

moins certain, c'est que, dans leur type le moins prononcé, ils tendent à s'identifier avec la circulation
périphérique ordinaire. Cette identification se réalise
dans et par le fait de simple plasticité, de nutrition
normale, ou de sécrétion, fait qui implique l'emploi
du sang, et devient ainsi le centre d'une circulation
indépendante, à laquelle le cœur fournit des matériaux
et prête son concours.

48. — Mais, la part du cœur, des artères, des
petits vaisseaux à membrane contractile et non contractile, étant faite, et l'idée d'attraction étant posée,
il me reste à dire un mot des prétendus mouvements
spontanés des globules sanguins, de l'influence du
parenchyme sur le sang, du sang sur le parenchyme
et du rôle des nerfs dans le conflit.
Il n'y a point de mouvements spontanés de la part
des globules; les expériences ne laissent subsister
aucun doute à cet égard. La théorie de Rosa est une
théorie mystique; Doellinger, à mon sens, a été mal
compris; et quant à Mayer, qui ose affirmer que les
globules du sang sont des animaux primaires doués
d'une vie automatique, il outrage l'expérience et le
bon sens. « Nous voyons bien, dit Burdach, le cours
du sang changer de direction, selon les besoins de
la vie, affluer tantôt vers la matrice, pour nourrir
l'embryon, tantôt vers les seins, pour alimenter le
nouveau né; si de tels mouvements, calculés dans
le but de l'organisme, étaient opérés par des milliards
d'animalcules, nous devrions concéder à ces êtres
une sagesse et un désintéressement sans exemple sur
la terre. » *(Physiol.*, t. 7, p. 372.) Haller, il est vrai,

a vu des globules qui étaient tombés entre les feuillets du mésentère, se mouvoir avec rapidité, courir dans le tissu cellulaire du vaisseau dont ils étaient sortis, comme dans des canaux, monter, descendre, alternativement, aller de la veine d'où ils avaient fait irruption, à l'artère parrallèle, remonter le long des parois, monter et descendre de la même manière le long de l'intestin... (*Haller Opera minora*, t. 1, p. 109, 120, 121.) Mais ces mouvements brusques, pareils à ceux de parcelles qui obéiraient tour à tour à l'attraction et à la répulsion électriques, ne témoignent que de certains changements dans les forces *électro-vitales* qui régissent l'attraction et la répulsion, entre les solides et les liquides, et règnent sur les faits de la circulation périphérique.

La puissance de l'attraction et de la répulsion, pour opérer les mouvements périphériques, est telle, je le répète, et manifestée par de tels phénomènes, qu'on ne comprend pas comment certains esprits peuvent encore s'attacher aux théories des mécaniciens purs. Le cœur et les vaisseaux, comme le remarquent Müller et Burdach, manquent chez les végétaux et les animaux inférieurs, et cependant le suc vital s'y distribue dans tout le corps, et, peut y vaincre les lois de la pesanteur. On invoquera, à cet égard, la capillarité : mais qu'est-ce donc que la capillarité, sinon une attraction moléculaire ? — On a trouvé des embryons sans cœur, qui cependant étaient développés, du moins en partie, d'une manière parfaite. (*Burdach, Physiol.*, t. 6, p. 346.) On trouve une circulation périphérique chez des animaux qui n'ont pas de cœur ; on voit la circulation périphérique persister après l'ablation du cœur. *(Burdach, loco citato.)* Voilà qui est concluant.

Et maintenant, pour dire un mot des influences relatives et réciproques du sang, du parenchyme et des nerfs, je remarque qu'en changeant l'état, la manière d'être de certains solides, de la matrice par une grossesse, du cerveau par un travail intellectuel assidu, on fait que ces organes attirent davantage le sang. — De même, changez la situation du fluide nourricier, par une modification lente ou prompte, spontanée ou accidentelle de sa constitution, et le rapport d'attraction entre le sang et tel ou tel organe, se trouve changé. — Changez enfin l'innervation, comme dans certaines passions de l'ame, et vous produirez des phénomènes qui témoignent d'un changement de rapport entre les solides et les liquides.

C'est à cela qu'on arrive, aussi bien par voie d'observation directe, que par voie d'exclusion. « La cause générale et essentielle de la circulation extrême, nous dit Burdach, paraît se rattacher au rapport existant entre la substance organique en général et le sang. » *(Physiol.,* t. 7, p. 5.) — Or, comme je viens de l'indiquer, le fait initial du changement de rapport, appartient tantôt aux solides, tantôt aux liquides, tantôt aux impondérables, tantôt à tous ces éléments à la fois. D'où, selon les circonstances, son manque de persistance, ou sa ténacité ; d'où son caractère, ses conséquences, sa signification. Chaque organe attire le sang, ou est attiré par lui (ce qui revient au même puisque le sang seul est mobile), d'une manière correspondante au rapport complexe et variable dont il s'agit, rapport qui résulte de la nature propre de chaque élément.

49. — Je n'ai fait que poser la notion de l'attraction; son développement appartient aux chapitres qui vont suivre. Je dois cependant, avant de conclure, l'éclaircir et la fortifier par un inventaire bref et raisonné des faits relatifs à la circulation dans les petits vaisseaux.

Le cœur ne peut être, et n'est, en effet, qu'un organe de propulsion générale ; les tubes capillaires se contractent aussi loin que s'étend la tunique à fibres annulaires, et contribuent ainsi à la marche des globules.

Ici nous trouvons une lacune ; les vaisseaux à membrane primaire, observe-t-on, ne se contractent pas. Distinguons : ils ne se contractent pas par eux-mêmes, *activement,* et si cela leur arrive, avec et par la contraction du parenchyme, ils n'accélèrent point la circulation, ils excluent au contraire le seul globule sanguin que contienne leur minime calibre, ils produisent la pâleur. Donc, à part ce phénomène éphémère, le mouvement du sang, dans les *rétiçulés,* s'opère sous l'empire de puissances autres que la contraction de ces petits vaisseaux, ou du parenchyme.

Quelles sont ces puissances? Ce n'est pas le cœur; puisqu'il ne peut déterminer les accélérations partielles qu'on observe, même à l'état normal.— Ce ne sont ni les contractions des artères, ni celles des petits vaisseaux à membrane contractile; puisque l'allure des globules, nous l'avons vu, prouve contre ce mé-

canisme, et que d'ailleurs, pour peu qu'il y ait afflux
sanguin sur un organe, la contraction fait place à la
dilatation des tubes, sans que la circulation soit pour cela
suspendue, ainsi que le remarque Vogel. — Qu'est-ce
donc ? C'est le fait d'*attraction*, combiné à celui de
répulsion, c'est le conflit *physico-vital*.

Le conflit, l'antagonisme, les polarités différentes,
de quelque façon qu'elles s'établissent, l'affinité vivante
enfin, qui gouverne un autre ordre de choses que celui
des simples mouvements de molécules, savoir, l'ordre
des transformations, plus profond, plus varié que
l'autre ; le conflit, dis-je, est le grand moyen dont se
sert la nature pour régler les phénomènes de la circulation extrême, et leurs suites, les faits de transformation, de nutrition. Plus nous avancerons, plus cette
vérité deviendra claire, féconde, pratique, en prenant
corps avec les faits physiologiques et pathologiques.

50. — Quoi qu'il en soit, je dois présenter, en terminant, ma notion synthétique de la circulation.

Burdach pose la sienne en ces termes, qu'il m'importe d'énoncer : « Le cœur détermine le cours du
sang par sa force motrice, mais le cours du sang ne
correspond pas toujours aux mouvements du cœur ;
par conséquent le cœur n'en est que l'organe et non
la cause essentielle... Les artères et les veines pourraient déterminer le cours du sang, lorsqu'il ne correspond pas au mouvement du cœur, et le produire,
quand le cœur n'existe pas. En effet, elles ne diffèrent
de lui que sous le point de vue de la quantité, puis
qu'elles sont pourvues de muscles et de nerfs et
douées d'une force motrice vivante. Mais cette force

est trop faible, pour pouvoir déterminer, à elle seule, le cours du sang, ni même y contribuer; la plénitude de la vie ne se manifeste qu'aux points opposés du système, à la périphérie, comme conflit chimico-dynamique, au centre comme force motrice indépendante; les rayons, artères et veines, sont des chaînons intermédiaires *passifs,* dans lesquels les qualités des deux pôles se trouvent réduites à l'indifférence ; de sorte que la force motrice va toujours en diminuant à mesure qu'on s'éloigne du cœur, et le conflit vivant, par exemple, la sécrétion et l'absorption, à mesure qu'on s'éloigne des vaisseaux capillaires.» — *(Physiol.,* t. 6, p. 367.)

Je repousse la passivité des rayons; mais ma synthèse, sur le reste, est à peu près celle de Burdach ; je l'exprime ainsi : *la circulation devient de plus en plus indépendante du cœur à mesure qu'on s'éloigne de lui.*

Cependant, la contraction des capillaires est, relativement, plus faible que celle des troncs artériels ; comment cela s'accorde-t-il avec l'idée d'une circulation de plus en plus indépendante ? C'est que cette contraction, bien que plus faible que celle des gros tubes, géométriquement parlant, n'en joue pas moins, en tant que moyen de propulsion qui se substitue graduellement au mécanisme du cœur, un rôle relatif plus considérable que celui des troncs artériels. D'où la légitimité de ma synthèse. Il vient enfin un moment où ce moyen de propulsion, analogue à celui du cœur, expire lui-même, disparaît, afin de mieux marquer l'indépendance de la circulation périphérique. En effet, la tunique contractile s'efface, se transforme en membrane *primaire* non contractile, laissant aux forces de la physique et de la chimie vivante (attraction, répulsion, affinité), le soin de continuer, d'achever l'œuvre du cœur, des artères et des capillaires artériels.

CHAPITRE SIXIÈME.

—

Détermination de la cause essentielle ou productive de la fluxion.

51. — Je me propose d'étudier la fluxion d'une manière très-générale, dans ce chapitre, et surtout de déterminer sa cause essentielle ou *productive*. J'appelle de ce nom, par opposition aux idées de cause *occasionnelle* et de cause *prochaine*, la cause, la puissance qui produit. Un exemple éclaircira ma pensée : un individu, je le suppose, s'est imprégné du miasme des marais, mais non pas à un point tel que l'équilibre, chez lui, soit déjà troublé ; la fièvre en un mot, n'a pas encore annoncé la présence du toxique. Cependant, un abaissement de la température extérieure intervient, les atteintes de l'hiver se font sentir, la fièvre éclate. Distinguons les différents ordres de cause. Le froid est la cause *occasionnelle* du mouvement fébrile ; le miasme des marais est la cause *prochaine* du mouvement fébrile ; la force nerveuse, *l'innervation*, est la cause *immédiate*, *essentielle*, *productive* de la fièvre. Avez-vous affaire, dans les mêmes circonstances, à une forme larvée, à une fluxion sur un organe, accompagnant le mouvement fébrile ? Je dirai que le froid est *l'occasion* ; le miasme, la cause *prochaine* ; *l'attraction* entre le parenchyme et le sang, la cause *productive* de la fluxion. C'est, au reste, cette théorie de *l'attraction*, cause essentielle ou productive

de toute fluxion active, que je vais développer et soutenir.

La notion de la circulation capillaire étant éclaircie, je suis sur la voie de tout ce qui a trait à la *turgescence* qui m'a déjà servi de *criterium*. En cherchant la raison de ses phénomènes, je parviendrai peut-être à élucider ceux de la fluxion. — Qu'est-ce, avant tout, que la fluxion? C'est un acte de la vie; tandis que la congestion est, comme le remarque M. Dubois (d'Amiens), une condition matérielle, *un état*. La fluxion peut produire la *congestion;* la réciproque est aussi vraie; mais, il y a cette différence entre elles, que la première est une cause *productive* de la seconde; tandis que celle-ci n'est qu'une cause *occasionnelle* de la première.

Je définirai la fluxion d'une manière générale : *un mouvement plus actif du sang vers et dans un organe quelconque.* — La question de savoir quand ce mouvement excède l'ordre physiologique, est de la même nature que cette autre plus générale : où finit la santé, où commence la maladie? La science n'assigne point de pareilles limites, elle laisse à l'habitude, à *l'expérience* de chacun (cette statistique intérieure des nuances), le soin de les déterminer.

Je parlerai d'abord de la fluxion physiologique, en lui laissant son nom de *turgescence;* mais, comme entre l'ordre physiologique et l'ordre morbide, il n'y a, dans l'espèce, que des différences de degrés, non d'essence, j'invoquerai sans transition, les faits morbides, qui me paraîtront de nature à favoriser la solution que je poursuis. De même, en traitant plus spécialement de la fluxion morbide, j'aurai recours, pour éclaircir mon sujet, à des faits de simple turgescence, laissant à la sagacité du lecteur le soin de faire les distinctions.

52. — M. Dubois (d'Amiens), dans ses *préleçons de pathologie*, résume ainsi les opinions des physiologistes sur la fluxion sanguine en général : « Trois opinions : 1° celle qui rapporte à l'action du cœur, comme moteur primordial et unique, tous les mouvements fluxionnaires dans les réseaux capillaires ; 2° celle qui fait dépendre ces mêmes propulsions, d'un mouvement individuel, spontané, propre enfin aux globules sanguins ; 3° celle enfin qui rattache à la contraction vitale des tubes capillaires et les mouvements normaux de progression du sang, et les fluxions proprement dites. (*Préleçons de pathol.* p. 78.)

L'auteur cite, comme pour mémoire, l'opinion des Allemands, *qui admettent, eux, une force d'attraction entre le sang et le parenchyme*, et déclare que cette idée ne s'appuie pas sur des faits assez concluants; tandis qu'il me paraît avéré qu'on élève, par voie d'exclusion, jusqu'à la certitude, l'idée d'un rapport d'attraction entre le parenchyme et le sang. C'est cette théorie, selon moi, qu'il importe d'étudier en première ligne ; c'est la seule qui résiste victorieusement à la critique et qui s'accorde avec les faits. —Je vais l'exposer, d'une manière générale, puis je la défendrai pied, à pied en la comparant aux opinions sus énoncées.

53. — Les vues de Burdach sur la fluxion sanguine découlent naturellement de sa théorie de la circulation. Les faits et les analogies qui plaident en faveur

de l'attraction, relativement au mouvement général périphérique du fluide sanguin , sont plus décisifs encore, quand il s'agit de mouvements locaux actifs, tout-à-fait inexplicables par la seule impulsion du cœur. Si l'afflux du suc nourricier se fait sans force *a tergo* dans la plante, dans l'embryon , et ainsi de suite ; si le conflit, si le rapport existant entre la substance organique et le sang est la cause générale et essentielle de la circulation extrême (Burdach) ; ne serait-il pas étrange que , par un saut brusque et non motivé, la nature abandonnât ce moyen si simple , quand il s'agit de la fluxion ? Tout prouve qu'elle y a recours : « Les phénomènes qui ont lieu après la ligature des artères, dans les amputations , dit Burdach , prouvent qu'il n'y a rien là qui soit le résultat *mécanique* de l'afflux du sang, et que le sang arrivant à l'artère imperméable pourrait retourner par les veines. *L'amplication des branches collatérales tient uniquement à ce qu'en vertu de sa vitalité, la portion saine du membre attire par des voies non ordinaires la quantité de sang dont elle a besoin.* » *(Physiol.,* t. 7, p. 10.)

Aussi, dans l'esprit de sa doctrine physiologique, Burdach s'exprime-t-il en ces termes , relativement à la fluxion : « l'ancien adage *ubi stimulus ibi fluxus* est d'une vérité incontestable; il signifie que *lorsque l'activité vitale s'accroît dans un organe, celui-ci attire davantage le sang.* » *(Physiol.,* t. 7, p. 20.) Qu'est-ce aux yeux de Burdach, que l'activité vitale? Ce n'est ni l'augmentation de la propulsion du cœur, des artères, ou des capillaires sanguins, par suite de la contraction de leurs parois ; ni la dilatation *active* et primordiale, ou *passive* et primordiale des petits vaisseaux , ni le

mouvement *spontané* et devenu plus actif des globules sanguins ; c'est un des modes du *conflit*, c'est-
à-dire du rapport entre l'organisme et le sang. —
Je ne fais ici qu'exposer, je ne discute pas. — «L'attraction des humeurs pour les parties vivantes donne
lieu, nous dit Müller, aux phénomènes de la turgescence. » *(Manuel,* t. 1, p. 172.) — Mais qu'appelle-
t-on *turgescence?* — « On appelle de ce nom, nous
dit-il, tous les phénomènes d'accumulation *active* des
humeurs qui ne dépendent pas du cœur, qui ne
résultent pas non plus d'un obstacle au cours du
liquide. » *(Manuel,* t. 1, p. 172.) Définition juste,
mais incomplète, attendu que si elle dit d'où la turgescence ne vient pas, elle ne dit nullement d'où elle
vient. Cependant dès que Müller entre dans quelques
éclaircissements, il dépasse sa définition et adopte
l'idée du rapport d'attraction entre l'organisme et le
sang. « En beaucoup de circonstances de la vie,
écrit-il, le conflit entre la substance et le sang, l'affinité organique entre l'une et l'autre , *qui est de fait
dans la nutrition ,* augmente avec accumulation dans
les vaisseaux dilatés des organes. » *(Manuel,* t. 1,
p. 172.) — Il cite les parties génitales au temps du
rut ; la matrice pendant la gestation, &.

Il ajoute : « Pour expliquer ces phénomènes on a
songé à un accroissement de la contraction des artères. Il est possible, en effet, d'attribuer aux vaisseaux une participation essentielle à la manifestation
de phénomènes aussi soudains, aussi passagers que la
rougeur de la honte ou des passions vives ; *mais on ne
pourrait expliquer par là les congestions actives permanentes.* Pour se rendre compte de l'accroissement

de la quantité de sang dans la matrice pendant la grossesse , et ainsi de suite , il est indispensable d'admettre *une augmentation locale de l'affinité entre ce liquide et la substance.* Il faut également rapporter à cette cause les congestions actives de sang dans les organes qui sont soumis à l'influence d'une irritation. » *(Manuel,* t. 1, p. 173.) — Müller remarque, comme Burdach son maître , que c'est chez les végétaux que les phénomènes de la turgescence sont le plus faciles à observer et à rapporter à leur cause véritable, parce que là il manque un organe donnant impulsion à la circulation, comme le cœur. — Sans doute cette analogie n'est pas décisive, relativement à ce qui se passe chez les êtres supérieurs , mais elle prête sa lumière aux recherches, et tient les mécaniciens purs en échec.

54. — Un passage de Henle, relatif aux nerfs des petits vaisseaux, présente la question de telle manière qu'il m'importe de le reproduire tout entier : « Certains irritants, écrit-il, amènent la réaction de l'un ou l'autre système (musculaire ou vasculaire), par exemple, l'électricité celle des muscles , le froid celle des vaisseaux ; et, dans beaucoup de cas, on peut même dire en général , l'état d'excitation des vaisseaux et celui du système nerveux de la vie animale, sont précisément en raison inverse l'un de l'autre, de manière qu'à la suite surtout des irritations dites inflammatoires, après les irritations mécaniques ou chimiques des nerfs sensitifs, la participation des vaisseaux s'annonce soit par *contraction* soit par *expansion* , à la suite de laquelle survient une *congestion,* ou un accroissement de sécrétion. » — « On pourrait admettre ,

reprend-il, ou qu'une contraction dans les petites veines retient le sang dans le système capillaire; hypothèse contre laquelle s'élève l'observation directe des membranes transparentes qu'on irrite; ou qu'il survient bien une contraction, mais que la paralysie y succède au bout d'un laps de temps très-court, ce qui a contre soi que l'accroissement de l'afflux du sang est instantané; ou que la paralysie est amenée de suite, comme dans d'autres nerfs, par une irritation trop vive, à quoi l'on répondrait que la congestion succède déjà à la moindre excitation des nerfs sensitifs, par exemple, le larmoiement à un simple attouchement de l'œil; *ou enfin que les nerfs des vaisseaux sont en antagonisme avec les nerfs de la vie animale, les centripètes surtout; de sorte qu'à mesure que les uns sont excités, l'excitement cesse dans les autres.* — Cette théorie est la plus probable; mais de quelque nature que soit la connexion, il faut statuer que la congestion avec ses conséquences, *dépend d'une atonie des vaisseaux et de leurs nerfs.* Elle peut survenir directement, en même temps que l'atonie des nerfs de la vie animale, ce qui constitue la congestion dite passive, ou indirectement et avec exaltation de l'action des nerfs (douleur, chaleur), d'où résulte la congestion dite active. » (*Encyclop. anat.* t. 7, p. 594.) Ceci mérite quelque attention.

Les exclusions de Henle me paraissent suffisamment motivées, et c'est légitimement qu'il adopte l'idée du *conflit.* Mais il ne me semble pas exact de dire que le phénomène initial, que le premier résultat de l'antagonisme nerveux, soit, en général, la paralysie vasculaire suivie de la dilatation des petits tubes, dilatation dont la congestion deviendrait alors le résultat. Je crois au contraire, sur le témoignage de l'analogie, que très-généralement le phénomène initial est un changement de rapport entre le parenchyme et le sang; d'où l'augmentation de l'attraction qu'ils exercent l'un sur l'autre, d'où la dilatation des capillaires sous l'effort de l'afflux sanguin. Que leurs fibres soient disposées au relâchement par l'état des nerfs, c'est très-probable, mais qu'elles produisent ainsi *vitalement* l'ampliation, cela ne se comprend pas.

Au reste, comment admettre la contraction *active*, ou la dilatation *vitale* des vaisseaux à membrane primaire, qui ne reçoivent pas de nerfs, et qui, par leur constitution même, sont incapables de se contracter ou de se dilater? Que si, comme je l'ai déjà fait remarquer, ils sont susceptibles, ainsi que le parenchyme lui-même, d'un resserrement de tissu, sous l'influence du froid ou des agents chimiques, je ne vois pas que ce phénomène puisse produire autre chose qu'une pâleur d'un moment. Que si, par suite d'une faiblesse de tissu, ils sont susceptibles d'ampliation, comme dans les cachexies, je ne vois rien de vital dans ce phénomène, rien qui ait le moindre rapport avec l'afflux actif du sang. « C'est l'augmentation partielle de la quantité du sang, dit Burdach, qui détermine l'*ampliation;* de sorte que les vaisseaux qui n'admettent qu'une série de globules (vaisseaux réticulés), en charrient plusieurs. C'est ce qui arrive à la conjonctive quand l'œil est irrité. » *(Physiol.* t. 7, p. 21.) — Burdach est dans le vrai.

55. — La théorie de Vogel rentre dans celle de Henle, relativement au ralentissement de la marche

des globules , phénomène qu'il attribue à l'ampliation des capillaires , et dans celle de Burdach ; relativement au temps d'arrêt des globules , phénomène qu'il fait dépendre d'un rapport d'attraction entre le parenchyme et le sang. Je crois que Vogel exagère cette distinction , et qu'en général le ralentissement et le temps d'arrêt , ces deux phénomènes de même nature , de même essence , n'exigent pas de la part de la nature , deux procédés essentiellement différents ; l'*attraction* rend également raison , dans la plupart des cas de fluxion active , et du ralentissement des globules et de leur stagnation : j'espère le démontrer.

Quoi qu'il en soit , Vogel commence par exclure quelques explications hypothétiques de l'afflux du sang. D'abord celle de contraction et de dilatation plus fréquentes de l'artère qui distribue le sang à la partie congestionnée. — Qui donc , se demande-t-il , a jamais observé ce phénomène ? — *(Encyclop. Anat ;* t. 9, p. 474). Ensuite , celle d'une plus ample dilatation de l'artère , suivie d'une plus vigoureuse contraction : *ce qui n'a jamais été vu* (Vogel ; *loc. cit.*). Enfin l'hypothèse d'une plus grande dilatation de l'artère , sous l'influence de la propulsion du cœur , dilatation non suivie d'une contraction plus vigoureuse de ladite artère , mais capable de donner accès , le moteur central y aidant , à une quantité plus considérable de sang. « Je remarque , dit notre auteur , que le battement accru de quelques artères , ne précède point d'ordinaire la congestion , et qu'en général il ne survient qu'après que celle-ci est établie ; de sorte qu'il peut bien entretenir une congestion existante , non la produire. » (Vogel, *loc. cit).* — Quelles sont maintenant, d'après le même, les causes auxquelles on peut rapporter la congestion ?

Désignant certaines congestions passagères qui succèdent évidemment à des influences morales, Vogel reconnaît qu'elles ont lieu au moyen des parties centrales du système nerveux, par réflexion. « A la vérité, ajoute-t-il, on pourrait dire ici que la *réflexion* détermine une ampliation des artères, et que c'est médiatement seulement qu'apparaissent les phénomènes de la congestion, par accroissement de l'afflux du sang, mais ce qui empêche d'admettre cette hypothèse, c'est la circonscription de la rougeur. » *(Encyclop. anat.,* t. 9, p. 475.) Passant à d'autres congestions limitées, qui résultent d'actions locales (chaleur, frottements, réactifs), il constate que l'on ne conçoit pas comment ces influences pourraient *contracter* et *dilater* successivement les capillaires de la partie d'une façon purement *mécanique* ou *chimique.* D'où cette conclusion : « la dilatation des petits vaisseaux ne peut être que *vitale, spontanée,* ce qui signifie qu'elle tient à l'action de la cause sur le système nerveux des petits vaisseaux, soit directement, soit par réflexion.» (Vogel, *loc. cit.).* — Telle serait la cause du ralentissement des globules. De même, en effet, selon Vogel, que d'après les lois de la physique, le sang marche plus vite dans les vaisseaux resserrés, de même il coule plus lentement dans les vaisseaux dilatés *(loc. cit.)* — Je n'accepte ces considérations que sous bénéfice d'inventaire.

D'abord l'auteur Allemand est obligé de convenir que si le ralentissement de la circulation dans les petits vaisseaux peut être considéré comme un effet purement physique de la dilatation des capillaires , *c'est seulement en tant qu'il ne dépasse pas certaines limites.* (p. 477.) Il ne peut résulter , selon lui, de la dilatation des petits vaisseaux , *qu'un ralentissement très faible* (p. 481). N'est-ce pas là une constatation de la médiocre importance de la dilatation , considérée comme cause dans les phénomènes de la congestion ? Mais l'arrêt complet du sang devient tout à fait inexplicable par le principe de l'ampliation primitive ; *car la colonne existante dans les vaisseaux est chassée par celle qui lui succède , dans les capillaires dilatés comme dans ceux qui ne le sont pas* (Vogel).

Le physiologiste établit ensuite fort clairement que le relâchement des artères correspondantes aux capillaires dilatés ne peut occasionner la stase du fluide nourricier (p. 483) ; que l'encombrement des globules, accrochés les uns aux autres, pour ainsi dire , ne l'explique pas d'avantage ; qu'il peut seulement la maintenir quand elle existe déjà (p. 483) ; que si la cause de la stase ne peut être cherchée ni dans le relâchement des capillaires, ni dans un changement des artères, ni dans un encombrement mécanique , elle ne saurait être rattachée au système veineux, puisque les veines piquées , dans ce cas , ne donnent pas moins de sang qu'à l'ordinaire , et qu'elles sont alors plutôt dilatées que resserrées (p. 483) ; qu'enfin s'il survient des stases , par suite d'obstacles au cours du sang dans les veines , les phénomènes sont tout autres que dans la *stase active* dont nous nous occupons. (p. 484.)

Ceci posé, Vogel conclut en ces termes : « Comme

il a été prouvé que la force qui retient le sang ne saurait consister en des obstacles matériels, il ne reste plus qu'à admettre que ce liquide est retenu *vitalement par un accroissement de l'attraction entre lui et les parties environnantes.* » (p. 484.) C'est ainsi qu'il revient, quant à ce qui regarde la stase, à la thèse de Burdach que je défends.

Mais pourquoi s'en était-il éloigné? Comment n'aperçoit-il pas que le ralentissement est très-généralement le commencement de la stase ? Pourquoi deux causes, l'ampliation et l'attraction, à deux faits de même essence, ou qui, au fond, n'en font qu'un? Ne multiplions pas les causes. — Sans doute, répondra-t-on, mais tenons compte de tout. — Je ne refuse pas, quant à moi, de compter avec l'ampliation des capillaires, et j'ai déjà fait cet aveu qu'elle peut et doit concourir aux phénomènes de la fluxion ; mais elle n'en est pas la cause essentielle. Que si dans quelques phénomènes passagers de turgescence, tels que ceux qui proviennent de la colère ou de la honte, l'ampliation occupe, en tant que cause, une place considérable, il n'en reste pas moins certain que dans les vraies fluxions actives, dont la congestion est souvent la suite, tout se tient, accélération, ralentissement, stase, tout se confond dans un principe unique, et l'on ne comprend pas comment la nature, par un saut brusque et non motivé, produirait le ralentissement par un procédé, la stase par un autre d'un ordre tout différent. D'ailleurs à quel degré de ralentissement la *causalité* changerait-elle? On ne peut ni le dire, ni même le concevoir : donc il faut s'en tenir à l'idée de l'attraction.

56. — M. Dubois (d'Amiens) concède, dans ses *Préleçons de pathologie*, que la vitesse des courants capillaires est inégale, qu'elle subit de nombreuses variations, lesquelles sont en rapport avec les phénomènes de la fluxion. *(Préleçons de pathol.*, p. 73.) Mais il remarque que si les physiologistes sont d'accord sur ces inégalités, ils ne s'entendent pas sur les puissances qui les produisent. *(Préleçons de pathol.*, p. 73). D'où, d'après M. Dubois, trois opinions, comme nous l'avons vu.

Est-ce le cœur qui est le moteur unique? Est-ce le sang qui serait capable de se mouvoir spontanément? Est-ce le petit vaisseau qui meut le sang par ses contractions? Est-ce enfin l'attraction qui triomphe de ces hypothèses? Qu'en pense M. Dubois (d'Amiens)? Il prononce en ces termes une première exclusion : « La théorie des fluxions se trouve nécessairement liée aux théories adoptées sur la progression du sang. On verra l'histoire générale des fluxions corroborer les arguments de ceux qui regardent la circulation capillaire comme soumise à d'autres lois que la marche du sang dans les artères et dans les veines. Les fluxions seraient complètement inexplicables d'après une théorie exclusive. Comment en effet se rendre raison de ces singulières inégalités dans la distribution du sang ; si le cœur était le moteur unique, le seul dispensateur de toutes les propulsions sanguines. Admettons que, dans ces cas, il précipite ses battements, que la circulation soit arrêtée ; mais d'où vient que telle partie seule se congestionne, tandis que toutes les autres ne reçoivent aucun supplément du fluide sanguin? D'où vient cette élection pour un lieu à l'exclusion de tous les autres?» (*Préleçons de pathol.*, p. 83.)

A merveille ; le cœur n'est pas le moteur unique : j'admets pour ma part cette vérité. Quel est donc le moteur local? Ce n'est pas le sang se précipitant spontanément vers tel organe plutôt que vers tel autre; j'en atteste les physiologistes et surtout M. Dubois. Ce n'est pas l'attraction des Allemands, dont il parle avec quelque dédain. Qu'est-ce? Il ne reste à M. Dubois, parmi les hypothèses qu'il a posées, que la troisième, celle qui attribue les mouvements périphériques du sang à la contraction des capillaires. S'y rattachera-t-il? Non : il a sa théorie toute particulière, comme nous l'allons voir.

Je dis que M. Dubois (d'Amiens) ne se rattache pas à sa troisième hypothèse. En effet, il s'élève avec une certaine acrimonie, dans de savantes notes, contre Bichat, Broussais, et ceux qui attribuent les mouvements de la circulation périphérique à la contraction des capillaires. (*Préleçons de pathol.*; p. 333 à 343.) Quoiqu'il en soit, ce même physiologiste qui vient de nous déclarer formellement *que le cœur ne peut pas être le moteur unique*, s'efforce un peu plus tard de démontrer, le microscope à la main, *que le cœur est le moteur unique, le seul dispensateur du sang.* Telle est d'abord sa pensée, quant à ce qui regarde la circulation normale dans les petits vaisseaux. (*Préleçons de pathol.*; p. 333 à 343.) Telle est encore sa manière de voir, quant à ce qui regarde la fluxion. Voyons cette contradiction d'un peu plus près.

L'auteur explique les accélérations locales dans la marche des globules, que l'on observe au microscope, par l'*encombrement*, par l'obstruction de certains capillaires, auxquels les autres petits vaisseaux sont obligés de suppléer de proche en proche. Mais comment s'établit le premier obstacle ? L'auteur lui-même nous le dira. « Sous l'influence d'un agent exerçant sur la membrane vasculaire excessivement ténue une action *mécanique, physique,* ou *chimique,* on observe souvent, et dans une zone plus ou moins étendue , des mouvements fluxionnaires; les courants ont plus de précipitation; plus tard , il y a arrêt , et dilatation des capillaires, par encombrement de leur capacité. « *(Préleçons de pathol.; p.* 125.) Voilà, d'après M. Dubois, le type du mécanisme de la fluxion, qu'il défend pied à pied dans ses notes. (Voy. p. 388 à 397.)

Je critiquerai les faits et les analogies qui servent de bases aux théories du savant professeur. Mais d'abord je remarque, pour faire ressortir sa contradiction, que l'obstruction *mécanique, chimique,* ou *physique,* n'étant point un moyen de propulsion, le cœur en définitive , dans cette théorie , reste seul chargé de hâter, *en tant que propulseur,* les mouvements de certains courants capillaires. Comment prétendre alors : «que les inégalités dans le cours du sang seraient inexplicables si le cœur était *le moteur unique?* » (p. 83.) Il y a là tout au moins une confusion de mots, sinon d'idées.

Au reste , en jetant un regard sur l'histoire des fluxions , M. Dubois convient que le *pourquoi* de leur prédilection pour une partie, organe, ou portion d'organe, n'est point explicable, mais que le moyen de propulsion qui les effectue, ne lui semble pas difficile à découvrir, à déterminer. *(Préleçons de pathol.; p.* 90

et suiv.) Ce trait fait allusion, il est permis de le croire, à sa théorie de la propulsion par le cœur et de l'encombrement de proche en proche, par l'effet d'un agent *mécanique*, *physique*, ou *chimique*. S'il en est ainsi, je serais curieux de savoir quel obstacle local de ce genre intervient, comme cause, dans ces fluxions consécutives aux mouvements qui ébranlent parfois l'individu tout entier avant de *localiser*, mouvements qui arrivent à des époques périodiques, ou soudains, sous le coup d'une émotion morale, qui retentissent, se transmettent d'organe à organe, tentent, essaient, sur divers points, de localiser, avant de le faire, et semblent venir de loin, comme par un *consensus* ou effort général? — De deux choses l'une : ou ces phénomènes profonds, mystérieux, sont inexplicables, comme l'auteur le déclare à plusieurs reprises ; qu'il renonce alors à sa théorie de la fluxion ; ou ils sont explicables ; que sa théorie, dans ce cas, triomphe en les expliquant. — D'où qu'ils viennent, ils nient formellement la doctrine de M. Dubois (d'Amiens), ils soutiennent au contraire la pensée allemande, et fournissent au raisonnement, dans le sens de *l'attraction*, des bases autrement solides que les quelques faits contestables de micrographie, dont notre auteur a étayé le piédestal de sa construction. J'aborde immédiatement la critique de ces faits.

57. — Les premières observations de M. Dubois tendent à prouver que les petits vaisseaux n'ont pas de parois, dès qu'ils affectent l'ordre réticulé ; qu'ils sont alors creusés en plein dans la substance animale, et qu'ils ne contribuent en rien à la progression du

sang. J'ai montré combien cette discussion sur la paroi
était subtile et puérile, et j'admets sans difficulté que
les capillaires réticulés sont incapables de concourir,
du moins par leur contractions, à la propulsion ordinaire du sang. Mais j'ai maintenu, en même temps,
appuyé sur de solides analogies, que les capillaires
non réticulés devaient se contracter activement, aussi
loin du moins que s'étend leur tunique à fibres circulaires, et concourir de la sorte à la circulation périphérique; en dépit des observations directes dites négatives. A cette force propre des capillaires, j'ai dû
ajouter une force inverse, *l'attraction*, et confirmer
par des faits et des raisons, la loi d'antagonisme du
centre et de la périphérie, la loi d'indépendance progressive de la circulation, à mesure que celle-ci
s'éloigne du centre. Je ne reviendrai pas sur ces
aperçus qui m'ont conféré le droit de repousser l'idée
d'un moteur unique et centrale du fluide sanguin.
Mais il y a d'autres observations de détail de M. Dubois
(d'Amiens), qu'il m'importe d'examiner.

Une grande école contemporaine avait expliqué
la fluxion locale et ses suites, par le *stimulus*, par
l'irritation. Broussais donnait ainsi un corps doctrinal
au vieil adage *ubi stimulus ibi fluxus*. L'illustre médecin nommait irritation un groupe de phénomènes,
et non-seulement un groupe, mais un acte vital. Le
groupe est fort connu; l'acte quel est-il ? L'acte est
la contraction des petits vaisseaux. Il y a sans doute
un acte plus intime, plus profond, dont la contraction
est l'expression immédiate, mais, d'après Broussais,
et en vérité, il se dérobe aux regards, comme toutes
les forces premières.

Ainsi les petits vaisseaux, doués d'irritabilité, s'irritent, se contractent, sous l'influence des stimulants. L'expérience typique de Broussais, celle qui fait le fondement de sa doctrine, est l'expérience de l'aiguille implantée dans une membrane. « Nous avons constaté, écrit-il, que les molécules des fluides circulants se précipitent de toutes parts en convergeant, même à travers les veines, vers le point irrité. » *De l'irritation*; t. 1, p. 10.) — M. Dubois se demande ce que signifie ce terme; *irritation?* S'il y a des *irritants?* S'il il y a des *irrités?* Ce qu'on peut trouver de vrai et de faux dans les allégations du réformateur? (*Préleçons de pathol.*, p. 361 et suiv.)

58. — L'habile critique reprend les expériences de Broussais, mais avec plus de soin et de précision que son devancier. Il se sert d'une aiguille très fine, pique, irrite les tissus membraneux, mais sans ouvrir les petits vaisseaux. Les globules ne se précipitent pas vers le point irrité; ils hâtent seulement leur marche dans un certain rayon, en suivant le sens naturel de leur courant. — Ici M. Dubois rapporte un fait que je ne nie pas, mais dont la portée analogique, telle qu'il la comprend, m'est suspecte. Toutes les fois qu'il a irrité la membrane natatoire d'une grenouille et augmenté la vitesse des petits courants, cette même augmentation de vitesse a été vue par lui dans la membrane de la patte qui n'avait pas été soumise à l'instrument piquant. D'où il paraîtrait résulter qu'il n'y a pas d'amélioration locale sans participation du cœur à ce mouvement précipité.

Si le fait se manifeste invariablement chez un animal aussi sensible que la grenouille, se manifeste-t-il chez tous les animaux? Comment! quand notre œil rougit sous l'influence d'un excitant, le cœur participe à cette minime et toute locale accélération? Ou l'expérience de M. Dubois (d'Amiens) tend à cette conclusion, ou elle ne signifie rien. Mais qui ne sait que, dans de graves afflux sanguins sur le cerveau, le cœur ne donne pas un battement de plus? Il n'y a donc, jusqu'à ce moment, qu'un point utile à relever, contre Broussais, dans l'expérience de M. Dubois, c'est celui-ci : *L'accélération des globules, quand on n'a ouvert aucun des vaisseaux capillaires, a toujours lieu dans la direction naturelle du cours du sang.* — L'erreur de Broussais provient de ce qu'il s'est servi d'un instrument grossier, d'une épingle, qui a nécessairement déchiré plusieurs petits vaisseaux. Dans ce cas, le sang afflue de tous côtés vers l'ouverture ; M. Dubois le constate à titre de fait distinctif ou différentiel. — Second point à noter. Passons à d'autres expériences, à d'autres excitants.

L'acide sulfurique, l'ammoniaque plus ou moins concentré, l'alcool, le sel commun, l'eau bouillante, l'huile essentielle de moutarde, ont été mis en contact avec des membranes, sur les grenouilles, les salamandres, et sur le mésentère des animaux à haute température. Or, on sait que les physiologistes en général, et entre autres Müller, affirment qu'une même substance, quand elle est étendue, agit comme stimulant et détermine la *congestion*, tandis que, quand elle est concentrée, elle ne produit qu'une action chimique et fait resserrer les parties sur elles-mêmes. *(Müller in Burdach; t. 7; p. 25.)* Cependant le rapprochement de ces deux termes *congestion, stimulants*, choque M. Dubois. — Ceci est une erreur, répond-il à Müller, les phénomènes de la *congestion* annoncent une modification chimique. *(Préleçons; p. 369.)* — Ce qui signifie ; dans l'ordre d'idées que suit notre auteur, que les *stimulants,* même étendus, agissent eux aussi chimiquement.

Je réponds, à mon tour, que M. Dubois se trompe; que si dans la congestion, qui est un *état* non un *acte,* il y a le prélude d'un fait de *transformation,* d'un phénomène de chimie vivante, il n'y a nullement le signe d'une modification chimique déjà produite *directement* par la cause de la congestion, par l'agent irritant. Qui ne voit que Müller, en parlant d'un excitant qui produit la congestion, a bien plutôt pensé à l'*acte* qu'à l'*état,* à la fluxion qu'à la congestion proprement dite ? Or, l'acte résulte du rapport de l'excitant avec les propriétés vitales, rapport qui ne contient que des mouvements de molécules; non des transformations de chimie vivante.

M. Dubois sent si bien qu'il lui faudra abandonner ce terme de *modification chimique,* exprimant le résultat immédiat de l'application de tout agent chimique excitant, qu'il se rattache à celui de *modification physique;* considérée comme cause de la congestion. Je le laisse parler : « Nous nous étions nous aussi demandé si à l'aide de tous nos agents nous aurions une action chimique quelconque sur les tissus vivants, tout en restant dans l'impossibilité de concevoir une modification de la substance animale, abstraction faite de toute modification *chimique* ou *physique,* une action qui, d'un *stimulant,* s'adressât directement à ce qu'on nomme les propriétés vitales. » *(Préleçons; p. 369.)*

Il est certain qu'aucun agent ne peut être imaginé, conçu comme capable d'entrer en rapport immédiat avec les forces premières de la vie ,.d'où découlent les propriétés vitales ; il est certain que le résultat de tout contact d'un excitant, est au moins, dans l'absence d'une modification *chimique ,* un mouvement moléculaire quelconque, une modification *physique ;* mais il s'agit de savoir quel est le rôle de cette modification? Il s'agit , dis-je, de savoir si , comme l'exige la théorie de M. Dubois , elle obstrue *directement* la lumière des petits vaisseaux, forçant ainsi les vaisseaux voisins à laisser passer plus de globules, dans un temps donné ; ou si, sans l'obstruer directement, elle ne produit pas des actes de la vie, dont l'encombrement des capillaires serait le résultat? — Pour y voir plus clair, je prends le détail des expériences d'excitation des tissus vivants.

59. — Une gouttelette d'ammoniaque affaibli, nous dit M. Dubois, est déposée sur l'espace interdigital d'une grenouille ; agitation de l'animal, grande activité des courants. — Seconde application ; nouveaux mouvements, avec moins d'activité dans les courants sanguins dans toutes les expériences. — Ammoniaque concentré ; ralentissement , puis suspension presque complète des courants. — Mêmes phénomènes sur le mésentère d'animaux à sang chaud. — « Dans le premier cas, ajoute notre auteur, tout en produisant une vive douleur, la substance employée n'allait pas jusqu'à désorganiser immédiatement la partie, *elle altérait seulement le mode selon lequel les éléments étaient grou-*

pés. » (*Préleçons* p. 73). Arrivons aux conclusions :
« *D'après ce que nous venons d'écrire de l'accélération,*
on doit sentir que dans aucun des cas cités ci-dessus on
ne peut là donner comme un des caractères de l'irrita-
tion. » (*Préleçons* ; p. 73). — De quoi donc serait-elle
le signe, le caractère? Mais, on vient de nous le dire,
d'un changement dans la manière dont les éléments
sont groupés. Or, ce changement n'a nul rapport, nous
en sommes avertis, avec les propriétés vitales ; il apporte seulement un obstacle physique direct au cours
du sang, dans certains canaux ; d'où l'accélération
dans les canaux voisins.

Souvent, ajoute le théoricien, l'accélération ne fait
que paraître, le ralentissement la remplace presque
immédiatement ; ou bien il y a des retours, des hési-
tations, des saccades, puis enfin le temps d'arrêt : d'où
vient cela ? Toujours de l'obstacle local, produit directement et *physiquement.* — Le cœur, dit-on encore,
le surmonte ou ne le surmonte pas ; voilà le secret
des saccades, selon que le propulseur central est
vainqueur de l'obstacle, ou vaincu par lui. Les oscillations reculeraient de la sorte jusqu'au temps d'arrêt,
des ramuscules aux rameaux, des rameaux aux
branches, des branches aux troncs. — Ainsi tout est
mécanisme !

Pour rendre la discussion plus complète et plus
décisive, je continue d'exposer : « tant qu'il y a accélération dans le cours du sang, le diamètre des capillaires reste invariable, immobile ; rappelons nous que
dans les petits courants les globules passent un à un,
sans laisser d'espace entre leur périphérie et les limites appréciables des gouttières, tandis que dans ceux

qui laissent courir plusieurs globules de front , il y a
un espace libre , ou du moins rempli seulement de
sérosité, entre les colonnes de globules et les parois
des capillaires. A mesure que le ralentissement se
prononce , voici comment les choses se passent : dans
les petits courants , les globules déjà espacés par du
serum se rapprochent les uns des autres, se tassent ,
s'empilent, et avec d'autant plus de facilité qu'ils sont
applatis , éliptiques , lenticulaires. » *(Préleçons ; p.*
382.) — Contrairement à l'opinion de Burdach, l'auteur n'a jamais vu que les courants réticulés se lais-
sassent envahir par plusieurs globules de front. Les
globules s'y empilent un à un, tandis que, dans les autres, ils s'arrangent de différentes façons. Le *serum*
transsude alors et abandonne les vaisseaux. « Ainsi ,
selon M. Dubois , pas d'encombrement, tant qu'il y a
précipitation ; ce qui est contraire à l'axiôme : *ubi*
stimulus, ibi fluxus. Car, en témoignage de ce *fluxus,*
on invoquerait... quoi? La tuméfaction des parties.
Or, dans ce cas, il y a non pas précipitation , *fluxus ,*
mais arrêt , stagnation ! » *(Préleçons ; p. 384.)* — Ce
dernier trait dirigé contre Broussais m'engage à faire
intervenir Broussais lui-même.

Broussais avait appuyé sa doctrine de l'irritation sur
quelques bases hypothétiques , telles qu'une matière
animale fixe disposée en trois formes *fibrine, gélatine,*
albumine ; puis sur la *sensibilité* et la *contractilité.* La
contraction portée au-delà de certaines limites, écri-
vait-il, constitue l'*irritation.* — M. Dubois fait justice
de ces hypothèses, et nie radicalement la *contraction,*
c'est-à-dire , à son sens , l'*irritation* Broussaisienne.
— Sans approuver , quant à moi , pour des raisons

déjà produites, cette négation absolue de la contraction des capillaires, je suis d'accord sur ce point avec M. Dubois, (TOUTE EXPÉRIENCE FAITE), que ce n'est pas la *contraction* qui est le témoignage de l'irritation. Aussi, les successeurs de Broussais, plus circonspects, ont-ils simplement appelé l'irritation, *l'augmentation de l'action organique*. Ont-ils bien dit ? C'est ce que nous allons voir dans un instant.

En tout cas, M. Dubois conclut contre eux, effaçant l'irritation du cadre nosologique, et la remplaçant par sa théorie de l'encombrement de proche en proche, dont voici enfin la dernière expression : « tous les prétendus irritants agissent en créant des obstacles matériels à la circulation capillaire... Broussais et les siens ne voient que *stimulus* qui appelle le sang dans les réseaux ; nous, nous voyons des agents qui produisent dans ces mêmes réseaux, soit *mécaniquement*, soit *chimiquement*, soit *physiquement*, des empêchements matériels à la libre circulation. » *(Préleçons ; p. 396.)* — D'après le même : « les prétendus agents irritants ne sont, en définitive, que des COAGULANTS, ou des DISSOLVANTS. » *(Ibid., p. 396.)* — Et comment créent-ils un obstacle à la circulation ? — « En *coagulant* les liquides, en *dissolvant* les solides ; en changeant ainsi les rapports normaux des capillaires et du parenchyme, et encombrant les voies de proche en proche, avec le concours du cœur qui continue d'apporter les éléments de l'obstruction » *(Préleçons ; p. 396 et 397.)*

La question est délicate et complexe ; il s'agit de savoir si l'*irritation* ne doit pas survivre et aux vues de Broussais et à celles de M. Dubois *(d'Amiens).*

60. — Pour s'être trompé sur le point d'anatomie , M. Dubois s'est trompé sur celui de physiologie ; pour s'être égaré sur le point de physiologie , il s'est égaré sur celui de pathologie. — En anatomie , il a mal vu le mode de transition des *dendritiques* aux *réticulés* , mode moins brusque , mieux ménagé qu'il ne le suppose , moins capable qu'il ne le croit de favoriser l'encombrement. Il n'a pas tenu compte du nombre et de la disposition des vaisseaux dits séreux , vaisseaux de circulation supplémentaire. En physiologie , il a méconnu le rôle de la membrane à fibres circulaires des artères et des capillaires artériels , membrane contractile dont il a fait un organe inutile , sans emploi , sans but ; le rôle des vaisseaux séreux ; le rôle des abouchements directs , qu'il a pourtant signalés , abouchements qui , dans la sphère des phénomènes actifs , où nous sommes ; rendent l'encombrement mécanique à peu près impossible , (sauf lésion de substance) sans le concours des propriétés vitales , c'est-à-dire de *l'attraction*.

61. — Interprétons les résultats de l'expérience à notre tour. — Oui , je l'accorde , *l'accélération des globules , quand on n'a ouvert aucun des vaisseaux capillaires , a toujours lieu dans la direction naturelle du cours du sang.* Est-il besoin d'un obstacle , pour que ce phénomène se manifeste dans un tissu ? En aucune manière. Touchez très légèrement l'œil avec la barbe d'une plume , il rougira : où est l'obstacle *directement* produit ? où est le *coagulant* , le *dissolvant* nécessaire ? — Si la contraction des petits vaisseaux à membrane circulaire ne joue là aucun rôle , il me

suffit de savoir que dans un certain rayon l'état nerveux a été modifié ; et que ; soit directement ; soit par réflexion , le rapport d'attraction entre les solides et les liquides se trouve lui même changé , augmenté, pour comprendre la série des phénomènes que je remarque. Force est d'en venir là , par voie d'exclusion, en vertu de nos remarques sur Burdach ; Müller , Henle, Vogel et M. Dubois (d'Amiens.) — D'où il suit, que les globules des troncs supérieurs sont vivement appelés vers la partie qui les attire ; qu'ils y passent rapidement pour arriver aux points extrêmes de l'attraction ; qu'ils se rapprochent ainsi promptement les uns des autres , et s'arrêtent enfin , comme s'arrête à l'aimant la molécule de fer après s'être portée rapidement vers lui. En sorte qu'en général, c'est la même force , *l'attraction* , qui , avec le concours du cœur et des tuniques vasculaires contractiles , produit l'accélération , le ralentissement , le temps d'arrêt des fluides. Quoi de plus simple , de plus naturel , de plus en rapport avec tous les faits ?

Mais ce sont là des phénomènes *actifs*, je le suppose, *actifs* par la rapidité des mouvements, *actifs* par l'action nerveuse , la tension , la chaleur , la douleur et ainsi de suite ; surtout s'il est vrai que les vaisseaux se dilatent bien plutôt par l'afflux des globules , — ce que j'ai prouvé , — que par une paralysie de leur tunique , c'est-à-dire primitivement ? — Or , c'est cette activité qui est l'essence du *conflit physique* ; (j'oppose le *conflit physique*, relatif aux simples mouvements moléculaires, au *conflit chimique*, relatif aux transformations), c'est cette tension, suivie ou non de ses conséquences , l'inflammation , l'hémorragie etc., qu'on peut appeler à bon droit, *l'augmentation de l'action organique*.

En résumé, *l'irritation*, identique à une augmentation de *l'attraction*, est la cause essentielle de l'afflux sanguin. L'action directe, *physique, chimique* de certains agents, qui fait resserrer les parties sur elles-mêmes, qui change le groupement des molécules, est certainement un obstacle, une cause de temps d'arrêt; mais, qu'on y prenne garde, son action est généralement bornée et nullement vitale en elle-même. C'est par contre-coup, ou, comme on dit, par *réaction*, qu'une modification de ce genre acquiert une importance réelle, médicale, qu'elle retentit dans un certain rayon et au-delà de ses limites matérielles, au moyen des propriétés de la vie.

Cela s'applique aux obstacles qui proviennent de piqûres, de coupures, de contusions, d'altérations chimiques des tissus, de déchirements de vaisseaux, de congestions passives. Je ne conteste point leur influence *mécanique* sur la circulation, je nie seulement le rôle de premier ordre qu'on attribue à cette sorte d'influence, je nie que ces obstacles soient la *cause essentielle* de la fluxion. Ils en sont *l'occasion*; ils peuvent même y contribuer directement, pour leur part; mais la vraie cause de l'afflux sanguin, c'est *l'irritation*, telle que je l'ai définie. — Je ne dis pas non plus que l'obstacle, d'où qu'il vienne, ne soit pas en lutte avec les propulsions du cœur qui tendent à le franchir; je dis seulement que, si l'obstacle se forme ou se dissipe avec le concours du cœur, il se forme et se dissipe surtout par le fait d'un changement dans le conflit vital.

On peut donc, contrairement aux vues de M. Dubois (d'Amiens), et de plusieurs, donner l'accélération et le temps d'arrêt qui la suit, comme autant de caractères de l'irritation. — Pas d'encombrement, écrit-il, tant qu'il y a précipitation de globules. — Je le crois sans peine ; le fait est clair. — Ce qui, ajoute-t-il, contredit l'axiome *ubi stimulus, ibi fluxus*. — Voilà ce que je nie ; et à bon droit, puis que le premier acte du *fluxus* est, comme je l'ai prouvé, l'accélération même, expression de l'attraction. — Mais, reprend le physiologiste, on invoquait en témoignage du *fluxus*, la tuméfaction des parties : or, dans ce cas, il y a non pas précipitation, *fluxus*, mais *temps d'arrêt*, stagnation. — Je réponds, que le temps d'arrêt dépend directement du *fluxus*, qu'il se confond avec lui, comme diraient les Scholastiques, *en essence de causalité*. N'ont-ils pas, en effet, une seule et même source, *l'attraction?* Ne sont-ils pas, à ce titre, les deux témoignages d'un même fait, *l'irritation?*

62. — Mais, si les observations directes des micrographes, si les expériences sur les capillaires, dont il vient d'être question, sont utiles, sérieuses, et doivent concourir à fonder les doctrines, il y a des faits d'un ordre plus élevé auxquels je dois faire appel, pour confirmer mes principes. Ces faits sont des points de départ; eux aussi, de vives lumières, qui éclairent les petites expériences locales, l'interprétation de ces mêmes expériences, et présentent enfin les choses sous leur véritable jour. M. Dubois connaît ces faits et les juge de haut ; comment se fait-il qu'il en oublie

la portée analogique, pour appuyer ses théories sur quelques minimes expériences de détail? N'est-il pas clair que si la théorie de l'obstacle est vraie, les faits auxquels je fais allusion doivent y obéir; et n'est-il pas certain aussi, que si, loin de lui obéir, ils la nient, c'est qu'elle est niable ou fausse en quelque endroit? J'aurais pu me contenter de l'attaquer d'une manière abstraite à l'aide de ce *criterium,* mais on m'aurait accusé d'éviter de serrer les questions. Cela m'a contraint à une très longue analyse, à une critique dont l'utilité se manifestera à mesure que nous avancerons.

Parmi les faits d'ordre supérieur auxquels je fais allusion, je cite un des plus saillants, recueilli par Burdach et formulé en ces termes : « A la périodicité de notre planète correspond l'alternative du sommeil et de la veille ; à la double périodicité de la mer et de l'atmosphère correspondent également une double alternative dans le système sanguin. » *(Burdach, physiol;* t. 5. p. 235.) Cette assertion d'un flux et d'un reflux du centre à la périphérie se trouve soutenue, dans Burdach, par de solides observations de physiologie et de pathologie *(loc. cit.);* or, si quelque chose me paraît hypothétique, c'est de la taxer d'hypothèse, c'est de la mettre en question, sans preuves, comme l'a fait M. Dubois. *(Préleçons;* p. 86.) Je la tiens pour vraie, jusqu'à preuve du contraire, et pour une négation de la théorie de l'encombrement, aussi bien que la fluxion qui s'opère sur l'uterus, au moment des règles, sur le cerveau pendant le travail intellectuel, et ainsi de suite. — M. Dubois aperçoit ces faits, *mais il n'en cherche point, dit-il, la cause. (Préleçons;* p. 90.) Que faire alors de la doctrine de l'obstacle? Que faire d'une théorie qui se déclare impuissante dès que, sortant du cercle des minimes expériences, elle se trouve en présence des grands phénomènes de la vie?

La théorie de l'encombrement n'est pas seulement impuissante, mais manifestement impossible, en présence de l'observation. Exemple : un homme pense assidûment, le sang afflue, vers son cerveau. Ce n'est pas le cœur qui produit ce phénomène ; l'auteur des *Préleçons* nous l'a déclaré (p. 83). Ce n'est pas non plus la seule contraction des capillaires ; si je m'en rapporte à lui (p. 89). Ce n'est pas la faculté que le sang possèderait de se mouvoir spontanément; si j'écoute sur ce point M. Dubois. *(Ibid.)* Qu'est-ce donc? La pensée se mettra-t-elle en travers pour faire obstacle? Sera-t-elle, dans un capillaire, le point de départ de l'encombrement? Sera-t-elle, enfin, pour me servir des expressions de l'auteur : « un agent qui produit, dans les réseaux, soit *mécaniquement,* soit *chimiquement,* des empêchements matériels à la libre circulation? » (p. 96.) — La classerons-nous parmi les *coagulants,* ou parmi les *dissolvants* directs, nécessaires au phénomène? (p. 96.) — Non, apparemment; mais que vois-je? Des faits de tension, d'activité, c'est-à-dire le *stimulus :* non celui de Broussais, mais celui de Burdach. J'ignore le *quid,* comme dit l'École, mais je connais le fait. Or, toute exclusion prononcée, qu'est-ce que le fait ? qu'est-ce que le *stimulus?* C'est le rapport d'attraction poussé au-delà d'une certaine limite, c'est le changement dans le *conflit vital.* Comment, demandera-t-on, le *stimulus,* ou mieux comment *l'attraction* revient-

elle périodiquement vers et dans certains organes ?
Comment naît-elle à temps voulu ; pour amener les
règles, les crises périodiques, et ainsi de suite ? Autant vaudrait demander comment la vie élargit *gradatim* sa sphère d'activité, depuis la naissance, élevant l'enfant jusqu'à l'homme, pour ralentir ensuite
son action, de l'homme au vieillard, jusqu'à la tombe.
Sachons faire la part de ce que nous devons nous résoudre à ignorer, mais sachons tirer des faits ce qu'ils
contiennent, adopter les généralisations qui les expliquent le mieux et en nombre plus grand.

63. — L'hypothèse de l'attraction est expérimentale, claire, fondée sur de nombreuses analogies ;
elle s'impose presque nécessairement, sans proscrire
les moyens qui lui viennent en aide, tels que le cœur,
les artères, les vaisseaux capillaires, sans nier même
d'une manière absolue la part mécanique de l'encombrement. Aussi l'histoire des grandes doctrines est-
elle favorable à l'attraction, depuis Hippocrate qui
considérait les glandes comme autant de centres
d'attraction, et le cerveau comme une glande, jusqu'à Galien qui abonde dans le même sens. Toute la
médecine de Cos repose sur la double et solide base
de l'attraction, d'où procède la fluxion, et des sympathies, d'où elle sort de nouveau avec ses suites. Le
Galénisme s'appuie sur les mêmes principes ; la douleur, dit Galien, *appelle le sang*. Il connaît, lui aussi,
les transports d'humeur d'un organe à un autre ; il
analyse mieux que ses devanciers les causes occasionnelles de l'afflux du sang. Soit que le fait initial
d'une maladie appartienne au fluide générateur aug-

menté, ou altéré ; soit qu'il appartienne à un organe
agissant sur un autre par les nerfs ; soit qu'il appartienne au système nerveux, qui commence le mouvement ; toujours est-il que la *fluxion* en est le premier
produit. — C'est Burdach, moins les lumières de son
temps.

Derrière cette formule générale des deux grandes
écoles de l'antiquité, vit une haute idée, qui s'y mêle,
l'idée de la solidarité de tous les points de l'organisme,
de l'unité de l'être, d'un but de conservation, de crises
instituées *ad hoc*, de lois critiques, de nature médicatrice. La fluxion et son mécanisme ne sont que des
moyens dont se sert la nature pour maintenir l'équilibre, pour conserver. La philosophie générale des
maîtres se lie ainsi à la théorie partielle, comme
celle-ci à la pratique, à l'application. Je n'approfondis
point leur pathogénie, j'en indique les traits qui sont
favorables à la doctrine de l'attraction que je soutiens.
Ceci posé, avant de reprendre à un point de vue nouveau l'étude de la fluxion, de ses origines, de ses
suites, l'analyse de ses éléments, je tiens à dire un
seul mot, en fermant ce chapitre, de cette idée grec-
que d'une nature médicatrice, dont on a tant discouru,
exagérée par les uns, jusqu'au mysticisme, niée par
les autres, jusqu'à l'aveuglement ; idée simple et
vraie qui trouble mal à propos de fermes esprits.

64. — Le mouvement de la vie n'est point uniforme, il a ses oscillations, ses changements brusques, ses crises physiologiques compatibles avec
l'équilibre, faisant même partie de l'équilibre, dans
l'histoire d'un être un et complexe, d'un tout harmo-

nieux. Mais comme dans un équilibre stable, ou actif, définitif, ou progressif, chaque partie est solidaire de l'ensemble, il arrive que si le cercle est attaqué par un de ses points, il vibre dans toute sa circonférence et dans toute l'étendue de ses rayons. Que le mouvement parte du centre ou d'ailleurs, le résultat est le même. C'est ainsi que l'unité composée cherche une pondération, et se conserve, ou se détruit, comme je vais le dire, en la cherchant. L'effort, en effet, la crise, physiologique ou morbide, dépasse quelquefois son but : pourquoi ? parce que tout est gouverné par des lois générales, et que ces lois ordonnées au profit de l'espèce ou du but final, peuvent nuire à l'individu dans des cas particuliers. Ce principe, métaphysique et expérimental à la fois, éclaircit la doctrine des crises, par conséquent l'histoire des fluxions, et juge toutes les doctrines qui prononcent sur des phénomènes de la vie, au fond desquels on croit apercevoir tantôt une intention bienveillante et éclairée, tantôt un aveuglement fatal et destructeur. En vérité, l'intention est toujours infiniment sage, mais relativement à des *moyennes*, que l'expérience nous révèle, que la nature veut et maintient. Faire tourner les mouvements multiples et ordonnés de la nature, toujours bons pour l'espèce, au plus grand avantage de l'individu, telle est la fin pratique de la science. Dieu a sans doute compté sur cette fin, savoir, sur notre industrie, et fait entrer cet élément humain dans la prévision et la formule des moyennes ? Elles s'améliorent, en effet, sous l'influence de l'intervention de l'homme ; ce qui témoigne du succès croissant de nos méthodes appliquées aux cas particuliers, et d'un

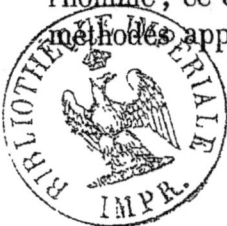

réglement providentiel en toute chose. L'amélioration
des moyennes ne serait-elle point une des récompenses
terrestres du travail de l'humanité ?

Je n'insiste pas, mais je remarque que ces données
philosophiques prouvent suffisamment que la physiologie et la médecine, comme toutes les sciences, loin
de proscrire la métaphysique doivent au contraire,
dans une juste et prudente mesure, profiter des principes qu'elle établit, lorsque ces principes, univer-
sellement acceptés, ont subi l'épreuve de la critique
des maîtres, et résisté surtout à celle du temps.

CHAPITRE SEPTIÈME.

—

Coup-d'œil sur les origines de l'hypérémie active, au point de vue de la théorie du conflit.

65. — Je viens d'étudier le grand acte de la vie, qui produit ce que l'on nomme *l'hypérémie-active*, l'accumulation active du sang dans le réseau capillaire sanguin. Mais, cet acte, je ne l'ai considéré qu'à un point de vue, celui de la cause essentielle qui le produit, faisant abstraction à dessein des causes prochaines et occasionnelles variées qui le précèdent, comme des phénomènes différents qui le suivent, en un mot de ses *origines* et de ses suites. Je dois faire un pas de plus, et m'occuper, d'abord, au point de vue de la théorie du conflit, des *origines* de l'hypérémie active.

L'hypérémie active implique, à mon sens, l'acte et l'état, la fluxion et la congestion. Mais qu'est-elle en elle-même? Quels sont les phénomènes qui lui appartiennent en propre? Comment la distinguer de ce qui n'est pas elle; particulièrement des choses qui se combinent et paraissent s'identifier avec elle? Comment, par exemple, distinguer, en toute circonstance, l'hypérémie inflammatoire de celle qui ne l'est pas; l'hypérémie active franche, de celle qui enveloppe la spécificité? Problèmes difficiles, que j'attaquerai dans les prochains chapitres et à l'éclaircissement desquels contribueront les considérations suivantes sur ce que j'appelle les *origines* de l'hypérémie active.

66. — La question des *origines* et celle des causes de l'hypérémie se lient étroitement : je dois les envisager d'abord d'une manière générale, abstraite, et sans les disjoindre. — L'hypérémie active a trois sources, trois *origines* sur lesquelles influent de nombreuses causes occasionnelles et prochaines. Ces *origines* auxquelles s'attache le phénomène initial de la série, agissent les unes sur les autres, et prennent ainsi tour à tour le rôle de causes, d'occasions, de conditions, les unes par rapport aux autres. Mais quelles sont-elles ? Je les nomme : le parenchyme, le sang, les nerfs. — Expliquons-nous.

Le parenchyme comprend tout ce qui constitue les solides, par conséquent les nerfs ; mais bien que la présence de leurs extrémités, dans le parenchyme, semble s'opposer à ce qu'on les en sépare, même fictivement, je conserverai ma classification. Le centre cérébro-spinal, en effet, est le grand régulateur de la vie ; il prend, relativement à elle, plus d'une initiative dans un but général de conservation, il entre de plus en rapport avec un élément insaisissable, l'élément spirituel, il est l'instrument de ses spontanéités, le canal de ses influences, et joue ainsi, dans le développement de l'être, un rôle capital et spécial. Ses forces essentielles, analogues si non identiques aux impondérables, se lient à cette cause mystérieuse de notre existence, que, sous le nom de *principe vital*, les uns considèrent comme une abstraction, les autres comme une réalité. — Quoi qu'il en soit, c'est un objet à part que ce centre de la vie à qui revient tant d'initiative ; et qui, à l'inverse des deux autres principes ou *origines*, n'a pas besoin, dans une foule de circonstances, du concours des causes occasionnelles, et prochaines, pour produire une multitude d'effets particuliers. Je classe donc de nouveau mes *origines*, pour plus de clarté, en ces termes hippocratiques : *solides, liquides, impondérables* (ce dernier terme représente l'agent immédiat de l'innervation), sans négliger de faire remarquer, que le sang, fluide générateur, résume, relativement au phénomène que j'étudie, tous les fluides, et que du reste la division antique est moins tranchée en fait que dans nos livres.

Et maintenant, d'où que vienne le phénomène initial d'une série hypérémique, des solides, des liquides, ou des impondérables; quelle que soit, d'entre ces *origines*, celle sur laquelle une cause prochaine, ou occasionnelle a agi, les phénomènes se résolvent nécessairement, si j'ai bien raisonné dans le chapitre qui précède, en *conflit vital* suivi de conséquences variées, — Toutes les divisions et subdivisions qu'on propose, dans l'ordre des congestions actives, rentrent dans cette triple catégorie, qui non seulement donne une place à tous les faits, mais sert à les éclaircir. Je vais la mettre à l'épreuve et tâcher de préciser.

67. — Occupons nous successivement d'une manière brève, générale, et tout abstraite, je le répète, des modifications du sang et de leurs effets; des modifications du parenchyme et de leurs conséquences, de celles enfin qui, par l'intervention du système nerveux, semblent sortir des profondeurs de la vie. Nous examinerons en même temps, comment ces faits initiaux se servent réciproquement de condi-

7

tions, et remplissent, les uns par rapport aux autres, le rôle de cause occasionnelle , dans le cercle vital.

Je remarque d'abord que l'étude du *conflit* envisagé dans ses causes , ses *origines* et ses suites , est loin de relever uniquement , comme quelques uns le prétendent encore, de la physique et de la chimie: c'est une étude plus élevée et toute spéciale, pendant laquelle on ne doit point oublier, pour ce qui regarde le sang, par exemple, que ce fluide dans l'organisme est vivant (*Burdach*, t. 7, p. 485.); qu'il agit d'une manière vivifiante sur les organes (Ibid.) ; qu'il est lui-même soumis à l'influence de la vie, et qu'il reçoit de l'activité propre à chaque organe une détermination telle qu'il résiste à la coagulation. (Ibid.) D'où il suit, qu'en tout état , physiologique ou morbide , ce serait mal comprendre le rapport d'attraction ; *le conflit* , que d'envisager cette relation du sang et du parenchyme , comme s'exerçant en dehors de la participation toute vitale des nerfs , et sous l'empire absolu des propriétés physiques et chimiques du parenchyme et du sang. Quand on parle d'un changement quelconque survenu dans le sang , ou dans les solides, on parle nécessairement d'un changement survenu dans leurs forces vitales, dans leurs rapports vitaux. Toute mutation matérielle qui ne détruit pas d'emblée la vie, est comme non avenue , si elle ne se résout pas en cela. Les faits , autrement , n'auraient ni cette diversité , ni cette mobilité , que leur apporte le concours d'éléments complexes , et les exclusifs du solidisme , ou de l'humorisme, auraient raison. — Ce n'est donc que par besoin de clarté que l'on étudie à part, tantôt le sang , tantôt le parenchyme , tantôt les nerfs ; la

méthode analytique , secondant notre courte vue , le
veut ainsi , mais au fond , dans chaque phénomène
de la vie , tout est en jeu.

68. — Le fluide générateur est une des principales *origines* de l'hypérémie active. Qu'il soit accidentellement modifié dans les quantités de ses
éléments constitutifs , qu'il le soit dans leurs qualités,
qu'il ait été dévié, ou altéré par une cause quelconque,
interne , ou externe , occasionnelle, ou prochaine ;
toujours est-il que le premier mouvement morbide
que ces évènements produisent est généralement une
fluxion plus ou moins étendue, plus ou moins active ,
une hypérémie , ayant différents caractères , enve-
loppant différents résultats, et dont la cause essentielle
est toujours un changement dans le conflit. Mais si le
conflit varie en intensité , comme il varie en motifs
et en conséquences, s'il se présente surtout , tantôt
sur un point , tantôt sur un autre , sous un aspect
hypérémique à peu près semblable à lui-même , bien
que contenant des fonds différents, cela ne tient sans
doute pas seulement à la nature de la cause. Non ,
cela tient encore à un grand fait physiologique à
peine entrevu , celui des *sensibilités spéciales*.

Je viens d'écrire que dans chaque phénomène de
la vie tout est en jeu. L'étude des *sensibilités spéciales*
fait vivement ressortir cette vérité et son importance.
Je m'expliquerai , à cet égard, en peu de mots, afin
d'y mieux voir , dans la question des *origines*. — Il
y a , parmi les nerfs sensitifs , on le sait , des nerfs
de sensibilité générale et des nerfs de sensibilité spéciale. Or , il ne me semble plus permis de croire que

ces derniers soient seulement ceux de la vue , de l'olfaction , de l'audition, de la dégustation. Il existe, dans l'expansion périphérique des nerfs , des filets de *sensibilité spéciale* très variés. Si l'expérience ne les découvre pas directement, anatomiquement , l'analogie les induit à bon droit. N'est-ce donc pas le même sang qui produit les différentes sécrétions, dans les différentes glandes ? Et , ce qui est plus décisif encore, ne voyons-nous pas certains agents introduits dans le torrent de la circulation , affecter spécialement , et presque nécessairement , tel ou tel organe, et dénoncer ainsi la présence de nerfs sensitifs spéciaux ? Que le fait se produise par voie directe , ou réflexe , il n'importe , la portée de l'observation ne change pas. Quant au *pourquoi* de ces singulières élections, il est pour le moment au-dessus de la sience; mais si la théorie du conflit a quelque valeur , leur *comment*, leur mécanisme physiologique, ne me paraît pas aussi mystérieux. Le fait de la multiplicité des filets de *sensibilité spéciale* explique beaucoup de choses; or, la plupart de nos travaux comtemporains, surtout ceux de l'Allemagne , plaident en sa faveur ; et, tout dernièrement , quelques communications de M. le professeur Cruveilhier , à l'Académie de médecine , sur l'atrophie musculaire progressive , ont apporté un argument puissant à ceux qui maintiennent la réalité de ce fait. — Je reprends.

69. — La quantité, comme la qualité du sang, dit Burdach , est déterminée tant par les impressions du dehors , que par l'état et l'activité vitale des organes, par la modalité de sa formation et de sa décomposi-

tion. (*Physiol.* t. 6. p. 402.) Cette remarque est parfaitement d'accord avec ce que je viens d'écrire. Mais
supposons un changement quelconque dans la quantité
ou la qualité du sang , dont l'hypérémie active , sur
un point donné , soit la conséquence ; cette hypérémie, cette localisation pourra aller jusqu'à la stase ,
sans perdre son nom d'espèce, son caractère d'hypérémie. Rendons-nous compte de l'évènement , au
point de vue du conflit; ce que nous dirons de la stase
sera vrai du premier mouvement d'accélération.
Pourquoi la stase dans tel lieu plutôt que dans tel
autre ? — Première question.

Si la cause de la stase, a-t-on dit, résidait uniquement dans le sang , ce liquide s'arrêterait non pas
seulement dans la partie hypérémiée , mais dans le
corps entier. — Vogel ne trouve cette objection anti-
humoriste qu'à moitié juste. (*Enclyclop. anat.* t. 9.
p. 485.) Quant à moi, je la trouve juste de tout point.
Mais pourquoi le sang dévié de son norme ne produit-
il pas une hypérémie générale , une stase dans le
système entier? Simplement parce que la cause de la
stase (je parle de la cause essentielle ou productive
dont j'ai traité dans le chapitre précédent), ne réside
pas uniquement dans le sang. Tandis qu'une cause
prochaine peut appartenir exclusivement aux fluides,
ou aux solides , la vraie cause , la cause productive
du mouvement hypérémique ; gît dans le rapport
des éléments , c'est-à-dire dans le conflit. Or , les
sensibilités spéciales , — voyez leur importance , —
sont contraires à la stase générale et s'y opposent ordinairement. Cessent-elles de s'y opposer ? La mort
survient. Et encore arrive-t-il rarement qu'une stase

générale et mortelle n'ait pas un lieu plus particulier d'élection.

On objecte encore, contre l'humorisme, que si la stase dépend toujours, *bien qu'en partie seulement*, du sang, il faut admettre *que les forces vitales de ce liquide subissent un changement dans tous les cas d'hypérémie active. (*Vogel. *loc. cit.*) Or, ajoute notre auteur, dans toute hypérémie active, le sang devrait donc subir le même changement, *le subir après une piqûre d'épingle comme dans une pneumonie?* (Ibid.) Qui, si l'hypothèse est vraie; mais qui ne voit qu'après une piqûre, le sang n'est pas *l'origine* du conflit, et ne subit, primordialement, aucun changement, *même en partie.* C'est le solide, c'est le système nerveux qui est atteint, c'est lui qui est *l'origine* du mouvement, du changement de rapport entre les éléments fondamentaux. Le sang est un de ces éléments, et il prend part au phénomène à ce titre, bien qu'il ne soit pas modifié ; il n'a en effet ni porté, ni produit le fait initial de la série. — Il me semble, quant à ce qui concerne notre première origine de l'hypérémie active, que cette manière d'expliquer le phénomène de localisation sur un point donné, par le *conflit* et les *sensibilités spéciales*, résiste à toute objection.

70. — Le parenchyme, intimement uni aux extrémités périphériques des nerfs est, à son tour, *l'origine* de l'hypérémie ; il peut être accidentellement modifié dans sa constitution, ou l'être de longue main par la nutrition, par le sang. Dans ce dernier cas, la modification, bien qu'elle soit un effet, prend le rôle de cause, parce que dans la vie qui est un

cercle, tout effet intervient à titre de cause. Quoi qu'il en soit, le parenchyme modifié est, je le répète, la cause, ou mieux *l'origine* d'un changement dans le conflit, changement qui a pour premier résultat l'hypérémie active.

Laissons, sur ce, parler Vogel : « Dans quelle partie du parenchyme aurons-nous à rechercher la force qui arrête le sang ? Sera-ce dans les parois des vaisseaux, dans les nerfs, dans les éléments des tissus, ou dans l'ensemble du parenchyme? La chercher dans les parois seules des capillaires ne vaudrait rien, parce qu'une partie du sang, le *plasma*, s'épanche bien au delà de ces parois, dans l'inflammation, et s'étend au loin dans le parenchyme ; de sorte que le travail ne demeure point borné aux vaisseaux. Regarder le système nerveux comme en étant le siège exclusif, ne vaudrait guère mieux, puisque le sang s'arrête partout uniformément, et non pas seulement au voisinage des extrémités nerveuses. Il ne conviendrait pas non plus de le placer dans des éléments histologiques d'une autre espèce ; attendu que l'inflammation envahit toutes les parties du corps dont les éléments histologiques sont souvent fort différents. Nous l'établirons pour le moment dans le parenchyme tout entier. (*Encyclop. anat.* t. 9. p. 485.) Cette conclusion rentre dans mes vues : le conflit, encore un coup, quelles que soient ses origines et ses causes, dépend d'un rapport dans lequel, à divers titres et en diverses mesures, tous les éléments sont en jeu.

Mais bien que le système nerveux ne soit pas le siège exclusif de la force qui retient le sang, — ce que j'admets sans conteste avec Vogel, — la raison qu'il nous donne de ce fait ne me paraît pas suffisante. « Le système nerveux , nous dit-il , n'agit pas seul, puisque,, dans une partie ; le sang s'arrête partout uniformément ; et non pas seulement au voisinage des extrémités nerveuses.» (*Loc. cit.*) Je répondrai : qu'il n'est pas prouvé que les extrémités nerveuses n'agissent que dans leur voisinage , et qu'elles ne portent pas leur influence à une certaine distance. Il y a plus , nos observations sur la marche du sang et le mouvement des globules (§. 44) , sont de nature à prouver que l'action nerveuse périphérique va plus loin qu'on ne le croit. Certes , si le parenchyme tout entier est le théâtre du phénomène , il n'en est pas moins logique d'attribuer au système nerveux la meilleure part des actes productifs du phénomène. Le système nerveux est en effet le foyer des forces physiologiques.

Et maintenant , à cette question : la cause morbifique agit-elle sur le parenchyme *directement,* ou par l'intermédiaire des nerfs? Je réponds : que , d'une part, elle peut y agir *directement ,* mais non *vitalement,* sans le concours des nerfs périphériques ; et que , d'autre part , elle peut y exercer son influence d'une manière médiate , c'est-à-dire par l'intermédiaire du système nerveux central, ou par réflexion. — Au fond , qu'importe ! L'antagonisme , le conflit , et leurs suites , pour être le résultat de mécanismes différents , ne changent pas de nature. — Certaines inflammations, nous dit Vogel, sont déterminées très-probablement par une réflexion qui part du système nerveux central : *telles sont les inflammations rhumatismales qui succèdent à des refroidissements. (Ency-*

clop. anat. t. 9. p. 486;) L'humorisme pourrait protester, prétendre, pour ce qui concerne le rhumatisme, que le refroidissement supprime les sécrétions et change ainsi l'équilibre des éléments du sang ; que c'est au sang dès lors que le fait initial de la maladie appartient ; qu'enfin le sang dévié produit, soit directement, en agissant sur les nerfs périphériques, soit par l'intermédiaire du système nerveux central, telles ou telles fluxions auxquelles on a donné le nom de rhumatisme. C'est une difficulté à résoudre. — Toujours est-il que lorsque Vogel écrit, en terminant : *il peut donc y avoir des cas où la cause morbifique agit directement sur le parenchyme (Loc. cit.);* il dit vrai. Mais, je le maintiens, pour que cette action prenne une signification médicale, il faut que d'autres éléments dénommés ci-dessus interviennent.

71. — Le sytème nerveux central , à son tour , est, nous le savons, un principe puissant, une source de séries physiologiques et morbides. Si la honte fait rougir la joue, une passion violente détermine de terribles congestions, suivies de phlegmasies, ou d'hémorragies. Le système nerveux peut, comme dans certaines fluxions périodiques et autres, obéir à sa loi interne et prendre l'initiative du mouvement périphérique qui les détermine. Il peut aussi n'agir qu'après avoir été provoqué à l'action par quelque cause occasionnelle ; entre autres exemples, par divers états du parenchyme, ou du sang, qui le sollicitent à produire, ici ou là , des changements dans le rapport d'attraction. Il peut enfin manifester sa puissance par des voies plus détournées ; il peut, lui qui maintient la

vie et le norme du sang , changer la fluidité du sang
et sa constitution *(Burdach)* , et ressentir à son tour
l'influence de l'effet qu'il a produit, lequel se retourne,
pour ainsi dire, contre son *origine* , et prend , relativement à elle , le rôle de cause occasionnelle d'actes
nouveaux , comme je l'ai expliqué (§ 54). C'est ainsi
qu'une hypérémie , et ses suites de différentes natures, peuvent être et sont souvent le résultat de cette
sorte de contre coup . — La marche des choses peut
être encore plus compliquée, plus difficile à suivre.
En définitive , le système nerveux est tantôt cause
directe *productive* (lui seul a ce privilège), tantôt
cause d'une autre espèce. Or, il faut l'avouer, dans le
cercle de la vie, la combinaison des différentes sortes
de causes, le fait de la production incessante de nouveaux effets qui deviennent autant de nouvelles causes et conditions, forment une trame dont les fils en-
trecroisés et sans commencement ni fin, troublent souvent les regards les plus exercés. Il est possible ,
cependant , de généraliser en médecine , c'est-à-dire
possible de connaître et de prévoir des séries partielles.
— Constatons ici, pour revenir à la théorie du *conflit,*
que le système nerveux , agissant spontanément ou
provoqué à l'action , opérant par voie directe ou par
voie réflexe, soit qu'il change localement l'attraction ,
et produise ainsi la congestion , soit qu'il influe sur la
crase du sang , et la rende de la sorte une cause
prochaine de congestion, que le système nerveux ,
dis-je , laisse , lui aussi , en tout état , subsister mes
remarques relatives à la nécessité du concours de
plusieurs éléments pour qu'un conflit nouveau puisse
s'établir. La théorie du conflit contredit donc réelle-

ment tous les systèmes exclusifs , le *solidisme* , *l'humorisme, l'impondéralisme,* qu'on me passe l'expression. Je dirai, dans un instant, quelle restriction cette vérité apporte aux conclusions trop absolues qu'on pourrait tirer du point de vue étiologique.

72. Il faut se résumer sur ces dernières données préparatoires. — Il ressort de ce qui vient d'être dit, que toute hypérémie active , d'où qu'elle vienne , symptomatique, sympathique , primitive , ou consécutive, ne peut manquer d'avoir pour principe une ou plusieurs des *origines* que je viens de lui assigner , et pour fin, le *conflit* et ses suites variées. L'étude pratique de ces divers points, relatifs à l'hypérémie, a été commencée avec succès (Dubois d'Amiens , *Préleçons de pathol.*); l'étude des prédilections de l'hypérémie pour tel tissu, plutôt que pour tel autre , a été esquissée *(Ibid. loc. cit.)*. Je sortirais de mon sujet en m'occupant actuellement de ces détails. Quant aux questions que je m'adressais , il n'y a qu'un instant (§ 65), elles se présentent de nouveau : comment distinguer l'hypérémie de l'hypérémie ; l'inflammatoire, de celle qui ne l'est pas ; l'inflammatoire franche, de celle qui enveloppe et masque la spécificité ? La solution de ces difficultés, si elle est possible , appartient aux chapitres qui vont suivre.

CHAPITRE HUITIÈME.

—

L'hypérémie active et l'inflammation ; l'inflammation et la spécificité.

73. — Après avoir parcouru un certain cercle , je reviens vers mon point de départ; l'expérience et le raisonnement me mettent en mesure de reprendre avec fruit mes prémisses, de les développer , de les éclaircir, d'en tirer enfin quelques conclusions. — Le premier chapitre définit des termes et pose des questions; pour en préparer la solution , le second et le troisième recherchent , très-sommairement , quelle idée on peut se faire de l'inflammation en général , au double point de vue de la clinique et de l'expérience. C'est là que je me suis arrêté, devant de toute nécessité faire appel à des considérations extrinsèques au sujet , mais s'y rattachant directement , et seules capables de fournir les lumières nécessaires pour le conduire à bonne fin. J'y rentre, à l'occasion des vues théoriques que je viens d'exposer sur l'hypérémie active qui, on le sait, touche à la fluxion, d'une part, à l'inflammation, de l'autre, et leur sert de lien.

Il m'importe surtout de distinguer nettement l'hypérémie active de l'inflammation. — L'inflammation , nous l'avons vu, entre en rapport avec d'autres états morbides auxquels même elle passe par gradation (Vogel). Il en va de même de l'hypérémie active. C'est particulièrement avec la phlogose qu'elle entre en rapport, qu'elle tend à se confondre. Appliquons—

nous donc à les différentier, sans sortir d'abord du
cercle des second et troisième chapitres, c'est-à-dire
sans abandonner le point de vue le plus général. Il
est clair que la question serait autre, si je demandais
des motifs de distinction à des faits étrangers à la
série locale, par exemple, aux symptômes généraux
ou réactionnels et aux différents états du sang. J'écarte
pour le moment ces renseignements précieux, parce
que, pour faire le jour dans des choses aussi complexes, il me paraît indispensable de déblayer peu à
peu le terrain.

74. — L'hypérémie active est l'accumulation active
du sang dans le réseau capillaire sanguin ; elle implique à mon sens l'acte et l'état, la fluxion et la congestion. Mais qu'est-elle en elle-même ; quels sont
les phénomènes qui lui appartiennent en propre ? Et
d'abord, comment distinguer, en toute circonstance,
l'hypérémie inflammatoire de celle qui ne l'est pas ?
Je dis, en toute circonstance, car en présence d'une
série restreinte, on peut être privé non seulement des
renseignements extrinsèques auxquels je viens de
faire allusion, mais même de la considération de la
cause, généralement si décisive, comme nous le
verrons. Certes si, comme on l'a écrit, pour que la
présence de l'inflammation soit constatée, il faut, outre
un certain ordre de succession dans les phénomènes,
une tendance à la formation de produits nouveaux;
(Mékel) on peut dire, par opposition, cela est tout
simple, qu'il y a seulement *hypérémie,* toutes les fois
qu'une fluxion même active, sur le réseau capillaire,
n'enveloppe pas la tendance à la formation de produits

nouveaux. Mais c'est précisément là que gît la difficulté ; et de même que j'ai demandé à la définition de la phlogose un signe de la *tendance*, de même on demanderait à une définition de l'hypérémie un signe de la *non-tendance*, et nous ne sortirions pas de l'abstraction.

D'un autre côté, si l'on tient l'hypérémie d'un organe ou d'une partie d'organe pour réellement inflammatoire, si la tendance à la formation de produits nouveaux est un fait acquis, si enfin la phlogose est manifeste, il faut encore savoir si elle fait espèce ? ou si, transformée par gradation, passée à un autre état, elle ne fait plus espèce ? Cela pose la question de *spécificité*. Or, c'est une grave question de doctrine et d'art que celle-ci : quand l'inflammation est-elle assez semblable à elle-même pour dénommer la maladie ? Quand la spécificité, devenue l'élément principal, la dénomme-t-elle à son tour ? Ce problème difficile, sur lequel je vais donner dans ce chapitre quelques premiers éclaircissements, prendra une importance considérable, quand il s'agira, au lieu de l'inflammation en général, des *phlegmasies* de la classe, *des fièvres*, et des *intoxications*. — Voyons ce que l'observation expérimentale et autre, peut répondre à ces questions.

75. — Quant à ce qui regarde la première question, la distinction à établir entre l'hypérémie et la phlogose, dirai-je d'après Vogel : qu'il y a une différence, sous le rapport du mécanisme, entre l'hypérémie qui ne passe point à l'inflammation, et la congestion inflammatoire ? Dirai-je que l'une part d'une

dilatation spontanée des capillaires, dont l'accumulation du sang est la conséquence; tandis que l'autre a pour première phase l'accumulation du sang, par suite d'un accroissement de l'attraction entre le sang et le parenchyme, et pour deuxième phase la distention des capillaires? *(Voy. Encyclop. anat., t. 9, p. 494).* Non: la distinction de Vogel, poussée à cette extrémité, me paraît illégitime. J'ai soutenu et je maintiens, sur les traces de Burdach, que l'ampliation primitive des petits vaisseaux ne peut guère donner lieu qu'à des phénomènes de turgescence passagers, fugitifs, tels que la rougeur de la honte, non à une hypérémie active réelle, durable, capable de constituer ce qu'on nomme un état.

76. — Faut-il se fier à la distinction de M. Dubois (d'Amiens)? Dans l'hypérémie, le sang n'occuperait que le réseau capillaire dendritique ou à tuniques; dans l'inflammation, il s'emparerait du réseau dendritique et de la trame réticulée. *(Préleçons de pathol., p. 130 131.)* Je ne puis accepter ces caractères différentiels. Les deux systèmes capillaires de M. Dubois sont mieux fondus l'un dans l'autre, nous l'avons vu, qu'il ne l'imagine; les capillaires de minime calibre, même ceux qui sont plus petits que les globules, se laissent plus facilement dilater par le sang, qu'il ne le présume. — Dans les fluxions d'une certaine acuité, on y remarque la présence des globules, plus ou moins rapprochés, empilés, sans que, pour cela, l'inflammation soit nécessairement en jeu. — D'ailleurs comment le cœur aidé des artères et des forces attractives physiologiques, ne ferait-il pas, relativement à

des vaisseaux non contractiles, ce que fait l'injection
artificielle à une moindre pression que lui ? D'après
MM. Doyère et Quatrefage , en injectant la carotide
d'un chien , *sous une moindre pression que celle du*
cœur , on remplit le canal thoracique. *(Voy. Lebert*
Physiol. pathol. t. 1 p. 22.) Or , entre le cœur et le
canal thoracique il y a le système capillaire à petit
calibre apparemment ? Ces mêmes observateurs ont
rempli ; dans les mêmes circonstances de pression ,
des vaisseaux dont le diamètre était quatre fois plus
petit que celui des globules du sang. *(Loc. cit.)* —
Le réseau à mailles peut donc certainement , sans
qu'il y ait inflammation , ou hémorragie , être envahi
par le sang.

En voulant fortifier sa théorie , M. Dubois, selon
moi , ne fait que l'affaiblir : « la distinction , écrit-il ,
entre la congestion et l'inflammation , sera pour nous
fort simple : nous avons admis que toute congestion
sanguine, dans son état de simplicité primitive , n'est
caractérisée que par l'accumulation du sang dans un
certain ordre de capillaires , sans autre altération de
structure que cette disproportion entre les solides et
les liquides. Or , nous savons que dans toute inflammation caractérisée , il y a d'autres phénomènes et
surtout friabilité des tissus *avec tendance à la forma-*
tion de produits nouveaux. (*Préleçons de pathol.* p. 146)
Qui ne voit que ce dernier trait est en définitive la
vraie distinction ? Mais qui ne voit aussi que pour re-
vêtir sa signification , la *tendance* n'a nullement besoin
de la présence du sang dans un certain ordre de vaisseaux , à l'exclusion d'un autre ? Cela ressort des
détails dans lesquels je viens d'entrer. Mais la *ten-*

dance, qu'est-ce ? C'est l'inconnue , c'est l'inflamma=
tion en puissance, *virtuelle*, au fond d'une hypérémie
dont on se demande le caractère. La simple disproportion entre les solides et les liquides, au moyen de laquelle M. Dubois prétend spécifier la congestion, n'est
pas autre chose que l'absence de la tendance : même
difficulté. Quand l'une existe , quand la congestion
sans tendance existe, l'autre, l'inflammation, n'existe
pas ; nous savons cela : mais quand l'une enfin existe-
t-elle ? C'est ce qu'il faudrait découvrir en toute circonstance , comme je l'écrivais il n'y a qu'un instant.

77. — Pour épuiser les renseignements que l'expérience peut fournir sur cette question pleine d'intérêt, j'ajoute, qu'Hasting a conclu d'un grand nombre d'essais que l'application des *stimulus* au moment
où ils augmentent l'action des vaisseaux, ne produit
pas de symptômes d'inflammation , qu'au contraire
ces derniers se présentent lorsque l'action prolongée
des mêmes agents a diminué l'excitabilité des capillaires. Il en infère que l'inflammation consiste dans un
affaiblissement de l'action des petits vaisseaux, par
lequel l'équilibre entre les grands et les petits tubes
est rompu et ces derniers dilatés.—L'auteur du *Com-*
pendium qui rapporte ce passage , le commente dans
les termes suivants : « Les observations de Hasting
sont d'une parfaite exactitude ; elles servent à mettre
hors de doute ce fait, savoir, que les phénomènes de
l'inflammation ne se manifestent qu'au moment où les
vaisseaux se dilatent, où le mouvement du sang s'af-
faiblit, où les globules commencent à se presser dans
les capillaires. » *(Compend.*, t. 5 , p. 197.) Je ne dis

8

pas non ; mais, d'une part, quand cela arrive, on peut affirmer qu'il y avait, dès le commencement de la série, une puissance, une *virtualité,* un germe en quelque sorte de cette dilatation d'essence inflammatoire. Or, c'est le signe de cette *virtualité* qu'il nous importerait de découvrir. Mais, d'autre part, d'après Vogel, *la dilatation des capillaires et leur réplétion par le sang, avec ou sans resserrement préalable , s'observent sans inflammation. (Encyclop. anat., t. 9, p. 465.)* Vogel dit, — j'insiste sur ce point , — *avec resserrement préalable !* C'est bien là l'hypérémie active ou irritative. Eh bien , cette hypérémie peut' donner lieu à la dilatation d'Hasting, sans que l'inflammation fasse acte de présence (Vogel), et nier ainsi les opinions de cet auteur.

Il y à plus , la stase elle-même , nous l'avons vu , la stase, au dire de Vogel , avec émission de *serum ,* et précédée de phénomènes actifs , de resserrement préalable , par exemple , n'appartient point uniquement à l'inflammation *(loc. cit.)* ; la transsudation de la liqueur du sang , du *plasma,* à travers les parois des vaisseaux , est seule , pour Vogel , le caractère pathognomonique de la phlogose. *Cette transsudation s'accomplit dans toute véritable inflammation. (Loc. cit.)* Rien n'est plus vrai, et ici, je n'en disconviens pas, il n'y a plus de confusion à craindre ; mais pourquoi ? Tout simplement parce qu'il n'y a plus qu'un seul objet, vu que le fait de l'inflammation est accompli et ne s'accomplit pas. Encore un coup, c'est quand il doit s'accomplir qu'il faudrait le connaître. — Ainsi, lorsque les expériences des auteurs portent sur les faits de la série morbide restreinte et considérée en elle-même, elles répandent bien peu de jour sur cette question : quand l'hypérémie active est-elle inflammatoire ; ou, en d'autres termes, quand y a-t-il, au fond le l'hypérémie, une tendance à la formation de produits nouveaux ? A plus forte raison ne répondent-elles rien à ma seconde demande : quand l'hypérémie active contient-elle, ou ne contient-elle pas la spécificité ? Voyons si des considérations d'un autre ordre nous fourniront de meilleurs renseignements sur la présence de la tendance dans une fluxion.

78. — Je vais interroger le quaternaire symptômatique avec plus d'insistance que je ne l'ai fait dans mes premiers chapitres. — Aucun des phénomènes sensibles de la phlogose, d'après le *Compendium*, n'est plus capable que la coloration rouge des tissus, de tromper sur la présence de l'inflammation ; tant de causes peuvent produire cette coloration qu'il est souvent difficile de remonter jusqu'à sa véritable origine. *(Compend.*, t. 5. p. 193.) — En éloignant l'idée d'une rougeur équivoque capable de motiver les doutes de l'observateur, celle d'une infiltration ou dissolution dans le parenchyme de la matière colorante du sang, celle enfin d'une extravasion des globules ; en supposant une rougeur nette, franche, promptement et uniformément répandue, on se demande encore, à bon droit, s'il s'agit d'inflammation, ou d'hypérémie ? Je me réfère, sur ce point, aux passages de Vogel, que je viens de citer. Ne demandons que des probabilités à la rougeur considérée en elle-même.

La rougeur, celle qui se développe avec vivacité, comme toute autre, n'est pas autre chose que le corps de l'hypérémie.; c'est en un mot le sang dans les vaisseaux dilatés : le signe se confond en quelque sorte ici avec la chose signifiée. Quelques-uns, cependant, admettent qu'une rougeur vive et uniformément répandue est pathognomonique de l'inflammation , parce que , disent-ils , dans l'inflammaticn, les vaisseaux séreux , c'est-à-dire ceux dont le calibre ne permet pas ordinairement aux globules de s'y introduire , éprouvent une dilatation par suite de laquelle ils admettent ces corpuscules. — Vogel repousse cette hypothèse : personne, écrit-il, n'a jamais vu les vaisseaux séreux. — Il y a deux remarques à faire sur ce point. La première , c'est que les vaisseaux séreux existent ; la seconde , c'est qu'ils peuvent-être occupés par le sang à une moindre pression que celle du cœur (§ 76). D'où il résulte que leur réplétion et la rougeur vive et uniforme qui en est la suite, peut avoir et a effectivement lieu dans la simple congestion (§ 76). J'ai insisté, en décrivant les capillaires, sur la réalité des vaisseaux séreux. « Il paraît exister , dit M. Lebert , à l'état normal, une quantité notable de très-petits vaisseaux , bien plus tenus que les capillaires, incapables d'admettre des globules sanguins et pouvant dans l'inflammation devenir une grande ressource pour rétablir l'équilibre de la circulation. » *(Physiol. pathol., t. 1. p. 21.)* J'invoque à l'appui de cette opinion les faits que j'ai moi-même exposés, et j'ajoute, une dernière fois , que s'il suffit d'une pression très-ordinaire pour faire pénétrer les globules sanguins dans les vaisseaux séreux , cela confère au genre de rougeur dont on voudrait faire le caractère de la phlogose une signification ambiguë qui s'applique aussi bien à l'hypérémie pure qu'à l'inflammation.

79. — La chaleur, même celle qui se développe avec vivacité, est dans le même cas ; elle appartient à l'une et à l'autre série. Ce n'est pas ici le lieu de rechercher, pour le but que je me propose d'atteindre, quelles sont les sources de la chaleur animale ; ni si la chaleur, durant un travail local, est augmentée localement, ou bien *généralement*, qu'on me passe le terme ; je veux dire avec la masse du fluide sanguin ? Ces questions n'intéressent pas directement les distinctions dont je m'occupe. « En quelque lieu, nous dit Vogel, qu'on cherche la source de la chaleur, ce qu'il y a de certain, c'est que, chez les animaux supérieurs, de la chaleur est constamment dégagée dans les capillaires et leurs alentours, par le fait d'opérations chimiques. Ces opérations s'accomplissent dans les liquides du parenchyme, au voisinage des capillaires, le long de leurs parois, et la source en est l'oxigène contenu dans le sang. Plus la quantité du sang qui entre en contact avec le parenchyme est considérable, et plus le contact dure longtemps, plus aussi la formation d'acide carbonique est abondante, et plus, par conséquent, il doit se dégager de chaleur..... L'accroissement de la chaleur ne peut donc dépendre uniquement d'une modification nerveuse. » (*Encyclop anat* ; t. 9. p. 479.) — C'est bien la congestion, l'hypérémie, que Vogel décrit comme une des sources principales du développement de la chaleur. Mais l'inflammation l'engendre à son tour : elle l'engendre, d'abord, au même titre que l'hypérémie, puisqu'elle

contient l'hyperémie; puis elle l'engendre, selon toute
probabilité, en tant que contenant des faits d'un autre
ordre, des faits de formation nouvelle, de chimie
vivante. Je ne crois donc pas que Vogel ait eu raison
d'écrire : *La chaleur, dans l'inflammation, s'explique
par les causes que j'ai assignées en parlant de la congestion.* (Ibid. p. 492.) Elle ne s'explique *qu'en partie* par
ces causes. Je ne crois pas davantage qu'il ait eu le
droit d'affirmer : *Que l'accroissement de la chaleur ne
peut pas dépendre uniquement d'une modification nerveuse.* (Ibid. p. 479.) A cet égard, je rappelle les faits
exposés par M. Charles Bernard, d'où il résulte que la
chaleur locale s'élève en quelques minutes, par suite
de la section des filets ganglionnaires qui se rendent à
une partie, ou de la destruction de leur ganglion. Cette
expérience capitale prouve que l'augmentation de la
chaleur peut précéder la turgescence, s'effectuer sans
le concours des opérations chimiques, se manifester
enfin par suite de la rupture d'équilibre entre les
deux ordres de nerfs. — D'où je conclus que, relativement à la distinction de l'hyperémie et de la phlogose, l'augmentation de la chaleur n'a pas de signification plus précise que l'accroissement, uniforme ou
non, de la rougeur.

80. — La douleur me paraît être un signe encore
moins capable que ceux qui précèdent, de mettre sur
la voie d'une distinction. C'est avec raison que Monneret écrit : La douleur est un caractère trop variable
pour qu'on puisse lui accorder une valeur séméïologique positive *(Compend.* t. 3. p. 183.) ; il cite ce mot
de Broussais : La douleur locale n'est pas inséparable

de l'inflammation. (Ibid.) Mais supposons la présence d'une hypérémie avec douleur : est-elle inflammatoire ? Que répondra le signe douleur à cette question ? Rien de catégorique ; car, comme le remarque Vogel, la douleur peut être primaire, traumatique, être le produit de l'action directe d'une cause sur les nerfs, et n'avoir aucun rapport avec l'inflammation. Elle peut aussi être le résultat d'une action nerveuse réflexe, et n'avoir encore, de cette manière, aucun rapport avec l'inflammation. — Dans les deux cas, reprend ce pathologiste, la douleur dépend directement de la cause morbifique et marche parallèlement aux autres phénomènes de la phlogose, elle n'est point une simple suite de cette dernière. Selon le même auteur, elle naît plus tard, en raison de la pression exercée par les vaisseaux dilatés par le sang. — Soit, dirai-je, mais à ce titre, elle ne signale directement que l'hypérémie. — Elle naît plus tard encore, ajoute-t-on, à cause de la pression que les nerfs de la partie malade ressentent, de la part de l'exsudation. — Je le veux ; mais alors l'exsudation de la liqueur entière du sang a caractérisé l'état morbide, et nous n'avons plus de question à adresser à la douleur. D'ailleurs le seul accroissement de la chaleur d'une partie y fait naître la douleur *(Vogel ibid.; p. 490).* Or, nous le savons, la chaleur peut être toute nerveuse, c'est-à-dire dépendante de l'innervation *(Expér. de Ch. Bernard).* — De ces remarques, la conclusion se tire d'elle-même.

84. — On s'exprime de différentes façons, relativement à la valeur séméïologique de la tumeur. D'après Vogel : « La tuméfaction est un phénomène

qui distingue la véritable inflammation de la simple congestion. Elle peut dépendre de différentes causes, mais qui toutes se rattachent au travail phlegmasique.» *(Encyclop. anat.; t. 9. p. 493.)* Il est trop clair qu'il ne peut s'agir ici que de la tuméfaction qui a ses racines dans l'hypérémie active ; autrement la proposition de Vogel n'aurait pas le sens. Mais alors même, elle ne s'accorde guère avec les nombreux passages de Vogel cités dans ce livre , et moins encore avec la vérité. Je ne connais rien , en effet , de moins inflammatoire , et cependant de plus ressemblant, selon les sens , à l'inflammation , que les fluxions actives avec gonflement qui ont lieu , dans les pays chauds , sur certains organes , quand règne l'influence du miasme des marais. — Ma conclusion sera la même que pour les autres éléments du quaternaire, considérés à part.

82. — Cependant la réunion des quatre signes , s'ils sont francs , nets , actifs , s'ils se présentent dans les conditions que j'ai décrites , fait singulièrement monter la probabilité en faveur de la présence d'une hypérémie inflammatoire. S'il y a chance d'erreur encore , la moindre circonstance étrangère au quaternaire suffit pour la corriger. Ce chapitre des circonstances extrinsèques est considérable , il exige l'étude du phénomène relativement à toutes les causes qui peuvent le produire , à tous les sièges qu'il peut occuper, à toutes les situations dans lesquelles on le rencontre. Cette étude va au-delà de mon but. Que cherchè-je ici ? La signification abstraite du quaternaire , alors qu'il s'agit de distinguer l'hypérémie de l'inflammation. Et qu'ai-je trouvé ? Que ses éléments

désunis n'ont qu'une signification très indécise ; que, réunis, ils peuvent, selon leur aspect, leur succession ; leur manière de se grouper, fournir des probabilités différentes ; parmi lesquelles souvent une probabilité élevée, en faveur de l'inflammation.

A la seconde question, celle de la *spécificité* (§ 74.), certains éléments du quaternaire répondent quelquefois. Il y a des cas où une distinction est possible, où, même avant les produits, l'aspect du quaternaire est décisif, et l'aspect même de la spécificité. La physionomie d'une accumulation active de sang sur un point donné, sa marche, les dispositions relatives des choses qui la constituent, sa couleur surtout et les dispositions de sa couleur, peuvent annoncer ce qu'elle contient, de *l'hyperémie inflammatoire* ou de la *spécificité phlegmasique*, et à laquelle des deux il appartient de dénommer l'affection. L'aspect suffit, dans ce cas, pour établir la signification, l'indication et le reste. Mais s'il est indécis, s'il manifeste une espèce mixte, confuse, cela change le point de vue, cela fait une situation particulière au classificateur comme au praticien, et communique à la méthode, à l'art d'observer et de généraliser une allure *sui generis*, dont je m'occuperai dans un instant, en m'efforçant de fixer le sens de ces termes très usuels et très attaqués, expérience propre, tact médical, habitude, inspiration.

Toujours est-il qu'il résulte de l'analyse à laquelle je viens de soumettre les principaux éléments, symptômatiques et autres, de l'hyperémie active restreinte, considérée d'une manière abstraite, qu'ils n'annoncent,

je le répète , qu'imparfaitement ce qu'elle contient.
D'où il suit que, dans un ordre de choses plus considérables , celui des *phlegmasies* proprement dites, *des
fièvres* et des *intoxications* , ces mêmes éléments ne
disent rien de plus , par eux-mêmes, que dans le
cercle étroit où je me suis placé. Je me réserve de
faire appel , en temps et lieu , à cette importante
considération. On se paie facilement d'illusion , sur
la valeur , la signification des phénomènes locaux ,
et , en général , des phénomènes sensibles ; l'esprit,
sans s'en douter , les rapproche ordinairement de
circonstances diverses , de la cause du mal , qui lui
est connue, de son siège, etc., et dote, par une trans-
position instinctive , la série locale de caractères
qu'elle est loin de posséder intrinsèquement. Cette
erreur est aussi fréquente que grave ; elle motiverait
seule le soin excessif que je prends de décomposer
les groupes , afin de faire à chaque chose, et à l'ensemble, une juste part.

83. — Parmi les circonstances extrinsèques ou
extérieures aux phénomènes locaux, il en est une
pleine de lumière que j'ai hâte de faire intervenir ,
pour mieux présenter et vaincre, s'il est possible, les
difficultés de mon sujet : c'est la considération de la
cause. Que cette considération de premier ordre nous
prépare un champ de discussion où tout soit clair. —
D'abord, afin de me donner un type de la série hypérémique inflammatoire, je suppose une coupure de peu
d'étendue chez un homme sain. Évidemment la seule
connaissance de la cause nous fera prévoir et prononcer, sans plus attendre , le mot inflammation. Après

la coupure, la série se manifeste, dans l'ordre décrit, depuis l'accélération jusqu'à la stase, jusqu'à l'exsudation du plasma , jusqu'à l'une des terminaisons de la phlogose. — Certes, dans l'espèce, le premier mouvement fluxionnaire, le premier pas de l'hypérémie active enveloppe déjà l'inflammation. Nul n'en doute. Rendons-nous compte de ce groupe morbide au point de vue de la théorie du conflit.

La cause a agi sur le parenchyme en le divisant, et par conséquent sur les nerfs sensitifs; or, la loi de leur rapport avec les nerfs de la vie organique ordonne que dès que leur puissance croît, celle de leurs opposants diminue ; d'où l'augmentation de l'action organique, au sens de Burdach (§ 64, 62), l'accroissement de l'attraction entre les solides et les liquides vers la partie irritée, la dilatation secondaire des petits vaisseaux, la stase , l'exsudation et leurs suites. — Je ne prétends pas que la cause productive , l'attraction , soit, dans un cas pareil, la seule qui produise le phénomène ; je ne dis pas que l'encombrement mécanique de M. Dubois (d'Amiens), alors qu'il s'agit de tissus divisés, lacérés , n'a pas sa part dans la production du groupe ; mais je maintiens que la cause principale, essentielle, est le changement dans le conflit tel que je l'ai expliqué. Ici l'*origine* de la série appartient aux solides (§ 70), et si les impondérables entrent en jeu pour produire la fluxion et ses conséquences , c'est qu'ils y ont été provoqués par une cause *occasionnelle*, l'atteinte portée aux tissus. Il n'importe que le phénomène s'effectue directement , ou par voie réflexe ; la question reste la même, je l'ai prouvé. — Passons à un autre type d'hypérémie, à un type très-net aussi dans son espèce , et appartenant de plein droit à la spécificité.

84. — Le virus syphilitique, chez un homme sain , est introduit sous l'épiderme et absorbé : que se passe-t-il? La petite lésion traumatique après quelques jours étant presque effacée, un travail local secondaire se manifeste ; l'accélération, l'oscillation, l'ampliation des petits vaisseaux ; la stase , suivent leur marche à peu près ordinaire ; ou s'il y a, dans cette partie de la série , quelques nuances spécifiques , elles ne me paraissent pas être très-distinctives par elles-mêmes. Mais la cause nous est connue , et bien que les produits de l'inflammation , le pus , l'ulcère spécifique ne soient pas encore venus dénoncer la nature de l'affection , nous tirons hardiment notre jugement de la considération de la cause. Ce qui signifie que nous savons, dès le premier mouvement de l'hypérémié, qu'elle enveloppe déjà la spécificité , que celle-ci est le principal , le fond du groupe morbide ; le fait considérable qui doit asservir le reste à ses lois , dénommer la maladie , faire espèce. D'où la nécessité , selon moi , de substituer en pareil cas , le terme de *spécificité-phlegmasique* à celui de *phlegmasie-spéci-fique* généralement employé. Ce n'est pas là une querelle de mots , c'est une indication doctrinale et thérapeutique qu'il s'agit de formuler.

Toujours est-il que , le cas échéant , la série hypérémique proprement dite , tout ce qui , en quelque sorte, est du domaine de la physique vivante, tout ce qui n'est que mouvements de fibres et de globules , revêt , à quelques nuances près , jusqu'à la stase , l'aspect, la forme d'une hypérémie, ordinaire circonscrite : ce n'est qu'à partir du point où l'ordre chimique remplace l'ordre physique , où les actes de transformation vivante, de nutrition anormale apparaissent, que la spécificité éclate, que la cause prochaine toxique, le virus, s'incarne dans les faits, prend un corps, et , pour me servir de l'énergique expression de M. Trousseau, signe la maladie. — Rendons-nous compte de ce nouveau groupe , au point de vue de la théorie du conflit.

Cette fois , l'*origine* de l'attraction n'est plus dans le parenchyme , elle est dans le sang. C'est le sang modifié par un virus , ou porteur d'un virus , — il n'importe, — qui est la cause du changement de rapport dont l'hypérémie est le résultat. En soi, comme je l'ai prouvé, le conflit, pour ce qui regarde l'appel des fluides, est le même (§ 67) ; mais il y a cette différence considérable entre le groupe de la spécificité et le groupe traumatique, que, dans ce dernier, la cause irrite, affecte les organes sensibles et détermine ainsi l'antagonisme, sans persister , ou du moins sans s'incorporer à la série ; tandis que dans l'autre, non-seulement la cause irrite, affecte les parties, agit sur les propriétés vitales, mais encore persiste, suit la série, s'y mêle, s'y confond, lui imprime une allure particulière, anormale, *spécifique,* surtout dans les produits. C'est là , c'est dans les faits de nutrition anormale , qu'une cause prochaine de cette sorte, devenue à un titre quelconque partie intégrante du fluide nourricier, doit manifester sa présence ; et cela d'une manière d'autant plus fatale, et plus généralement semblable à elle-même , que notre vie végétative est ce qui échappe le plus à la variété, à la mobilité, d'un mot, à l'individualité.

85. — Les deux espèces que je viens de mettre en regard, n'embarrassent guère, *in abstracto*, le classificateur. Mais si le renseignement précieux de la cause manque, est seulement équivoque, et si une série restreinte nous apparaît dans de telles conditions, comment la juger avant les produits ? qu'est-elle ? L'hypérémie inflammatoire, ou la simple congestion? L'inflammation franche, ou la *spécificité-phlegmàsique?* Sans doute, sur le terrain où je suis, c'est-à-dire alors qu'il s'agit de phénomènes très-circonscrits, l'importance d'une distinction prompte, d'une décision immédiate, soit pour le diagnostic, soit pour le traitement, ne se fait pas sentir ; au contraire, il est permis, même ordonné d'attendre la lumière qui jaillira des produits de l'hypérémie ; mais, dans des cas plus considérables, il n'en va point ainsi. Il y a de grandes espèces, auxquelles je faisais allusion ci-dessus (phlegmasies, fièvres, intoxications), en présence desquelles l'attente des produits serait l'attente de la mort, et la suspension du diagnostic, la perte de la meilleure chance de succès. Or, quand il est question de ces espèces, que ce qui frappe et arrête les yeux n'arrête pas et ne trompe pas la raison ; que les origines du conflit, que les espèces elles-mêmes ne soient pas confondues ! — On verra quels faux jugements peut déterminer l'extérieur symptômatique, particulièrement celui des localisations morbides, quand il est ambigu, indécis dans ses formes ; et quelles fautes de doctrine et de pratique il peut entraîner, alors

même qu'il se présente avec une apparence de fran-
chise et de netteté. — D'où je conclus, appuyé sur
les données de ce chapitre, notamment sur le peu de
puissance des phénomènes locaux considérés en eux-
mêmes, et sur la lumière qui ressort, pour la classification et pour l'art, de la considération de la cause
mise en relief dans deux types (§ 83, 84), que cette
puissante considération doit être sans cesse l'objet
des préoccupations et des expériences du médecin.
D'autant que nous aurons à rabattre des significations
trop décisives accordées par certains à quelques éléments étiologiques (états du sang etc.), qui influent
sur la classification. Il faut, je crois, pour qu'ils ne
deviennent pas la source de fatales déconvenues, en
pénétrer, en formuler le sens avec plus de rigueur
qu'on ne l'a fait jusqu'à ce jour. — N'anticipons pas.

86. — S'il est bon de mettre en relief l'importance
de la considération de la cause, il ne l'est pas moins de
lui assigner ses limites. Je disais dans le chapitre précédent, que ni le *solidisme,* ni l'*humorisme,* ni l'*impondéralisme* ne pouvaient être absolus, et que, par conséquent, il y avait des restrictions à apporter aux
conclusions qui se tirent de la classification étiologique,
c'est-à-dire basée sur la connaissance que l'on a de la
nature de la cause et de l'*origine* de la série morbide.
Je développe cette vérité.

Nous supposions, tout à l'heure, une lésion traumatique, chez un homme sain, et nous nous rendions
compte du phénomène, au point de vue du conflit (§ 83).
Supposons maintenant la même lésion sur un individu
qui porte une vieille cachexie. — La cause ayant agi,

tel sera l'état du système nerveux, telle sera sa réponse tantôt vive et active, tantôt lente et sans vigueur; puis tel sera l'état des fluides et du parenchyme, tels les résultats de la fluxion. De sorte que malgré l'*origine* ou le point de départ pour-ainsi dire *solidiste*, l'*humorisme* et l'*impondéralisme* (innervation), sont là pour le limiter. C'est ainsi qu'au point de vue du conflit il n'y a pas de doctrine absolue. Pourquoi? Parce que dans chaque phénomène de la vie, tout est en jeu. Qu'importe ici la connaissance de la cause, la certitude d'une origine traumatique, si l'on ne tient compte des autres éléments du groupe morbide? Ils sont tels, le cas échéant, qu'ils peuvent dominer la considération de la cause, effacer l'importance du fait initial. Cela prouve qu'une étiologie bien comprise est une science complexe qui ne s'inquiète pas seulement de la cause accidentelle, traumatique, virulente, miasmatique, ou autre, mais des principes, des états, des causes permanentes, de leurs rapports et des changements de leurs rapports; changements multipliés, difficiles à saisir, à généraliser surtout, dans le cercle de la vie, où le sang altéré par un toxique, ou vicié dans sa crase, affecte le système nerveux, lequel porte atteinte à son tour au fluide nourricier; où le système nerveux central primitivement lésé change la constitution des humeurs, pour subir à son tour le contre-coup de cette déviation; où enfin il n'est jamais possible de s'arrêter à la considération exclusive, soit du sang, soit du parenchyme, soit des nerfs.

Exemple: la pléthore est une source de congestion, d'hémorragie, de fièvre; mais comme dans la pléthore le chiffre des globules du sang dépasse l'état normal, la pléthore ne dispose pas généralement, comme on le croyait autrefois, à l'inflammation. Seulement, elle augmente l'intensité des symptômes réactionnels. Ce à quoi elle prédispose le plus, c'est à la congestion simple, puis à certaines hémorragies. Mais la fluxion qui résulte de la pléthore, et qu'il nous sera facile de classer, sur la considération de l'état du sang, de *l'origine* du conflit, cette fluxion, dis-je, dont l'essence ne varie pas, enveloppe pourtant des suites différentes. Pourquoi? Pourquoi l'inflammation quelquefois, bien plus souvent la simple congestion, ou l'hémorragie? Et, dans ce cas, pourquoi l'épistaxis plutôt que l'hémoptysie? C'est que l'état du sang n'est pas la seule condition du groupe morbide; c'est que les autres éléments du *conflit* établissent, soit de longue main, soit accidentellement, des prédispositions telles, que l'inflammation se développe chez certains sujets, bien qu'en général il y ait antagonisme entre elle et la pléthore. Le reste, savoir, telle localisation, plutôt que telle autre, se comprend de soi quand on admet les *sensibilités-spéciales*, quand on admet en même temps que certaines circonstances modifient et déplacent ces *spécialités*, — De là, de ce mélange, de cette action commune d'éléments, une des grandes difficultés de la science et de l'art, celle de fonder des espèces, et de formuler, en conséquence, des indications. L'esprit humain a, selon moi, deux procédés, deux méthodes, pour vaincre cette difficulté. Je vais m'efforcer de la préciser, avant d'indiquer les moyens de la résoudre.

87. — Vogel écrit, on s'en souvient, à propos de

9

l'inflammation : « l'inflammation entre en rapport avec d'autres maladies auxquelles même elle passe par gradation. » *(Encyclop. anat.)* C'est en vertu de cette vérité , qui est applicable à toutes les espèces , que le *compendium* a pu risquer cette question : *Ou il n'y aurait pas d'inflammation , ou toutes seraient spécifiques par quelque point ? (Compend.,* t. 5. p. 245). Le dilemme n'est pas sérieux ; il y a des inflammations comme il y a des spécificités ; il y a des inflammations qui participent de la spécificité, tout en restant encore assez semblables à elles-mêmes pour faire espèce et conserver leur nom, comme il y a des spécificités qui participent de l'inflammation , tout en restant encore assez semblables à elles-mêmes pour conserver leur titre et leur rang dans la classification. En définitive, en deçà d'une certaine limite, l'inflammation, — puisque je raisonne sur elle , — est le principal et suffisamment caractérisée pour faire espèce ; au-delà, la spécificité domine et dénomme de droit l'affection. Quelle est la limite ? Je ne sais, de même que j'ignore le point précis où finit la santé , où la maladie commence : de pareilles questions sont vaines et insolubles, *in abstracto ,* je l'ai déjà prouvé.

Mais si le besoin de classer , pour faire le jour dans la science, pour se donner une base de recherches, de diagnostic et d'indications , nous contraint à prendre le parti que je viens de proposer, c'est-à-dire à ne pas nous montrer absolus dans nos exigences , par rapport aux caractères des espèces médicales; il n'en est pas moins vrai que ce procédé de nécessité laisse subsister une infirmité, une lacune. Regardons-y de près. — Qué si, je le suppose, une inflammation restreinte est jugée devoir faire espèce, bien qu'elle participe à un certain degré de la spécificité ; que faudra-t-il penser de l'élément qui s'y mêle ? Est-il un élément à part, quelque chose d'étranger à la phlogose et qui vive seulement en rapport, en contact avec elle ? Ou bien est-il la phlogose elle-même modifiée dans son allure, dans sa constitution intime, mais non assez profondément pour qu'on la fasse sortir de la classe inflammation ? C'est ce dernier sentiment que j'adopte. Pourquoi ? Parce que la séparation des éléments de transformation anormale ne peut être que fictive. La phlogose peut donc ainsi s'éloigner d'un pas de son type pur, et former, logiquement, à côté de lui, une nouvelle individualité, sans qu'il nous soit cependant permis de lui dénier son nom de phlogose, et de ne pas accepter les conséquences de cette dénomination. Autrement, il y aurait autant d'espèces que de nuances ; nous tomberions dans la division à l'infini, dans une déclassification absolue, dans le néant des généralisations doctrinales et thérapeutiques. Ce serait là se jeter sur un écueil autrement dangereux que celui de ne donner qu'un seul et même nom à des choses qui diffèrent quelque peu. — Classer, d'une manière générale et comme je viens de l'indiquer, en dépit des nuances différentielles, voilà donc une méthode, un procédé de l'esprit humain, c'est la science de nos livres ; mais tenir compte en même temps de ces nuances informulables, en vertu de ce que j'ai appelé *l'expérience propre* du médecin, voilà une autre méthode, un autre procédé de l'esprit, qui tend à combler la lacune, l'infirmité que j'ai signalée. Or, on s'égare de deux manières, ou par l'abus de l'un ou de l'autre procédé. On néglige, d'une part, les nuances, on les absorbe sans pitié et sans restrictions dans les grandes espèces ; c'est la faute de l'école anatomique ; on multiplie, d'autre part, les individualités morbides, à tel point que les espèces à leur tour disparaissent, s'effacent dans cette multiplication sans fin d'unités ; c'est la faute des sceptiques de la médecine, et même de quelques esprits distingués. Je proposerais de suite le procédé qui déjoue cette double erreur, s'il ne m'importait de montrer combien sa cause est spécieuse, capable de faire dévier des vrais principes les penseurs les plus exercés.

88. — Un professeur contemporain très-distingué, M. Trousseau, réagissant à bon droit contre l'abus qu'on a fait de la classification systématique, contre l'abus des conséquences pratiques qu'on en a tirées, contre ces hommes surtout qui absorbaient à peu près tout dans la phlogose ; M. Trousseau, dis-je, est tombé dans l'excès contraire, dans une quasi-négation des espèces. Notre maître admet bien des *espèces spécifiques*, qu'on me passe cette tautologie, mais non d'autres. Sur le terrain de la vie-végétative, de l'assimilation, où il confine la pure spécificité, sur ce terrain très peu variable, lent dans ses évolutions, dans ses réactions, et ayant peu de rapport avec les attributs mobiles de la personnalité, M. Trousseau admet que la considération du *signe* est assez stable pour fonder une espèce. Mais ailleurs, mais partout où le *signe* fait place au *symptôme*, où l'innervation intervient, où la réaction se prononce, l'honorable professeur nie qu'il y ait autre chose que des *indivi-*

dualités morbides, il nie en un mot la classification.
« Il n'y a , dit–il , en médecine pratique que des individualités ; vous pouvez classer les causes morbi-
fiques et leurs produits , classer même les actes
dynamiques et les symptômes, mais, pour le bien des
hommes, ne classez pas les maladies ! » *(Thérapeut.*
t. 1. p. 551). Je réponds : ou le praticien compare un
cas actuel à une maladie sur laquelle il a déjà agi ,
et il tire de sa comparaison certains préceptes ; dès
lors, qu'il le sache ou l'ignore , il classe d'une façon
quelconque la maladie qu'il a sous les yeux ; ou bien
le praticien considère son cas actuel comme une individualité à part qu'il ne peut comparer à rien ; dès
lors il nie qu'aucune classe morbide puisse le reven-
diquer , et il tire ses préceptes , ses indications du
néant, il agit au hasard.

89. — Pour aller au fond , je remarque que M.
Trousseau divise très naturellement les maladies en
trois grandes classes : *synergies , cachexies, névroses.*
— Les synergies sont des maladies complètes ; de
véritables unités morbides , résultant d'un rapport
pathologique entre un appareil de végétation et un
système de réactions vitales. Dans les *cachexies*, l'u-
nité pathologique n'existe pas , les phénomènes de
végétation seuls accusent la maladie , les actes d'innervation n'y prennent aucune part. Ce ne sont là
que des maladies incomplètes , qui ne présentent
que des signes ou produits et non des symptômes, ou
des actes. Les *névroses* sont l'opposé des *cachexies* ;
incomplètes comme elles , elles ne présentent que
des symptômes , des actes , non des signes et des

états matériels. — Je passe condamnation sur ce que
ces distinctions ont peut-être d'un peu trop tranché ,
surtout de la part d'un ennemi des classifications de
maladies. Il est certain ; néanmoins , que , d'entre
les maladies, les *cachexies* sont celles qui, le plus généralement semblables à elles-mêmes, font le mieux
espèce. Aussi se prêtent-elles merveilleusement aux
procédés de la méthode numérique. (Il y aurait, je
le dis en passant , d'excellentes remarques à faire,
sur les différents degrés de numérabilité des maladies.)
Il est certain aussi que les maladies se prêtent d'autant
moins à la classification , partant à la numération ,
que l'appareil des réactions , de la mobilité , de la
personnalité , le système nerveux central , y intervient d'avantage. Je ne crois pas cependant qu'aucune puisse être assez rebelle aux généralisations ,
pour que cette définition d'une espèce médicale , de
M. Trousseau , soit acceptée : « *pour fonder une es-*
pèce médicale, il faut qu'il y ait conservation constante
d'un type et perpétuation indéfinie du même type par
voie de génération. » (*Thérapeut.* t. 1. p. 549.) A
ce prix , il y aurait bien peu de maladies , même de
spécificités dignes de faire espèce ! J'ajoute que si,
hors du cadre de ces affections , nous ne rencontrons
plus que des individualités morbides , au sens absolu
du terme , la médecine des *synergies* et des *névroses*
n'est plus une science , n'est plus un art , mais le
plus grossier des empirismes.

90. — M. Trousseau distingue la *spécificité* de la
spécialité. Pour lui , la maladie spécifique , vaccine ,
variole, rougeole, scarlatine , morve aiguë , siphylis ,

rentre dans la définition de l'espèce , que je viens d'attaquer comme trop absolue , tandis que la maladie spéciale se distingue tout simplement d'un autre par sa cause prochaine ou déterminante. — Telle serait une fièvre de marais. — Or , dit-on , *la maladie spéciale , la spécialité pathologique, n'a pas de caractères à l'aide desquels elle puisse être définie comme la spécificité. (Thérapeut.* t. 1. p. 551.) Aussi est-ce à propos des spécialités que l'honorable maître prononce ce blâme sévère : « pour avoir voulu les comparer à des êtres typiques on est tombé dans des travers déplorables... *il n'y a véritablement en médecine pratique que des individualités !* » (*Thérapeut.* t. 1. p. 551.) — J'ajoute un mot au jugement que j'ai déjà porté sur cette formule dangereuse : M. Trousseau blâme les nosologistes à bon droit , si ceux-ci , pour avoir classé de pareilles maladies sous une dénomination quelconque , croient pouvoir en faire , dans leurs livres , dans leurs calculs et dans l'art, des unités de même nature ; mais il n'en va point ainsi. Les nosologistes éclairés profitent des points de ressemblance que certaines séries ont entre elles pour répandre un peu de jour et mettre un peu d'ordre dans la science, mais ils tiennent compte des différences et ne font point sortir des conclusions invariables , géométriques , de leurs classifications. Les nosologistes savent ou doivent savoir que les généralisations , en médecine, ne sont ordinairement que des lumières provisoires dont il faut profiter , faute de mieux , jusqu'à ce qu'elles soient remplacées par d'autres capables de guider plus sûrement le médecin vers la vérité , le praticien vers son but. Exemple :

certaines douleurs ont pu autrefois être utilement classées parmi les névralgies ; certaines fièvres parmi les pyrexies , tandis que ces mêmes douleurs , ces mêmes fièvres , issues d'une même spécialité , le miasme des marais , rentrent avec un avantage évident dans la grande classe des intoxications.

Je sais qu'on oppose à la classification de toutes synergies et névroses , fussent-elles désignées par leur cause prochaine et par cela même plus faciles à distinguer que celles qui ne le sont pas, de redoutables fins de non recevoir. Je conviens que des séries de symptômes identiques couvrent, enveloppent souvent des maladies différentes , des fonds différents , tandis qu'au contraire une même cause , même spéciale , produit , selon les sujets , différentes manifestations. (Trousseau.) Cela crée , je le reconnais de nouveau , une infirmité fâcheuse dans la classification par le symptôme , une chance d'erreur dans les conclusions pratiques qu'on en veut tirer. Mais, encore un coup, est-ce à dire qu'il faille, pour cela, renoncer à une excellente mesure d'ordre et aux préceptes provisoires qui en découlent ? non ; car , je le répète, si l'on ne peut comparer à rien dans le passé un cas actuel, force est de demander des indications au hasard , et si on peut le comparer à quelque chose , on le classe. Classons donc les symptômes non pas seulement à titre de séries symptômatiques, mais encore à titre de choses qui représentent une espèce morbide; usons de ce procédé jusqu'à ce qu'il nous soit donné de nous appuyer sur une prudente et savante étiologie , celle dont je formulais les exigences , il n'y a qu'un instant (§ 86.) — Mais si la classification doc-

trinale est utile , nécessaire , en tout état de la
science, par conséquent, possible, malgré les lacunes,
les imperfections qu'elle laisse subsister , et si , avec
sa nécessité et ses lacunes, elle relève d'une certaine
méthode, n'ordonne-t-elle point à une autre méthode
de lui venir en aide , d'inscrire ses réserves à côté
des formules abstraite et générales, et de peser ainsi
sur les décisions de l'art ? Oui certes ; à cet égard ,
j'ai déjà fait appel à l'expérience propre du médecin,
au tact , à l'habitude , à l'inspiration : il n'y a point à
reculer devant ces termes. Je prétends qu'au lieu de
ne représenter que des idées vagues et mystiques ,
ils en contiennent de très nettes et de très pratiques.
Il est temps de le montrer.

91. — Expérience propre, tact médical, habitude,
inspiration , que signifient ces termes? Les trois derniers ont besoin d'être définis. Je les définirai scrupuleusement pour justifier l'emploi que j'en ai fait et
que je compte en faire. — L'habitude , le tact du médecin, n'ont rien de mystérieux ; l'inspiration n'est
point une prophétesse ; leurs titres, au fond , ne
diffèrent nullement de ceux des jugements par analogie, ou induction : seulement le livre de faits, de vérités , de généralisations, de préceptes , où ils puisent
leur déterminations, n'est pas de ceux que l'on compulse du doigt, ou que l'on interroge de l'œil. Laissons
Leibnitz le nommer : *C'est la mémoire des choses telles
qu'elles sont. (Nouveaux essais.)* Je m'explique. — En
médecine, comme partout, il faut se fier à la grande
loi de stabilité des phénomènes , conclure , sur cette
base , du connu à l'inconnu, lier ainsi, comme dit

Zimmermann, le passé, le présent et l'avenir. En médecine, comme partout, après avoir recueilli des séries d'évènements unis entre-eux dans un certain ordre, on peut, on doit, le cas échéant, compter sur de nouvelles et semblables successions. Mais, vu la complexité du sujet de la médecine, la multiplicité des composantes, la masse des inconnues, la difficulté de distinguer les dissemblables, de rapprocher les semblables; vu le nombre comme infini et le rôle capital dans le tout, de nuances fugaces, qu'on voit passer mais qu'on ne détermine pas; il faut renoncer à fixer dans la langue, le chiffre, ou l'image, la représentation intégrale des phénomènes visibles, le trait réel de ce qui fut. Faire effort, sans doute, pour y parvenir, est le devoir de l'observateur : de là nos recueils scientifiques. Le champ du progrès, sous ce rapport, ne cessera d'être ouvert à nos investigations. Mais reconnaître l'insuffisance de ce procédé est notre obligation et notre force, si nous possédons le moyen d'y remédier.

Que dis-je? Il y a donc un remède à cette imperfection? Oui : ce remède consiste en un mode d'inscription, de comparaison, d'organisation, de généralisation des faits, tout autrement délicat, étendu et fécond pour l'art, que celui qui résulte des formules ou signes sensibles; dans un mode d'inscription dont l'âme, la mémoire humaine est l'unique et vivant cahier. — Si nous trouvons dans notre esprit seul, dans une certaine force de l'entendement, du jugement, que nous procure la vue des choses; si nous trouvons là et seulement là, le pur souvenir, le trait, l'analogue vrai du sujet actuel; si ce trait avec ses détails, ses nuances de couleur, de chaleur, de sensibilité, de vibration de l'artère, d'expression du visage, d'aspect de l'œil, de tout ce qui se voit, se touche et ne se décrit pas, est une conquête du seul esprit ; il y a certes, au sens de Leibnitz, *une mémoire des choses telles qu'elles sont.* Ce qui signifie qu'il y a une statistique profonde, immatérielle, individuelle, une base de comparaisons, d'inductions, de conclusions rapides, soudaines, une science tout interne, qui fonde le tact, l'inspiration, l'habitude, ce qu'il y a de plus noble dans l'art.

Ce phénomène, cette vertu intérieure nous domine tous, plus ou moins, à notre insu. Tandis qu'on fixe, au très-grand profit de l'art sans doute, sur le marbre ou le papier, des vérités incontestables, des rapports de plus en plus précis et capables de diminuer les chances d'erreur, la science écrite ou chiffrée néglige, oublie, laisse derrière elle tout ce qui excède ses pouvoirs. Or, que laisse-t-elle ? Je viens de le dire : la réalité, l'exemplaire vivant du sujet actuel. Pour que cet exemplaire pût appartenir à la science écrite, non à la conscience, à *l'expérience propre* de tel ou tel, il faudrait une statistique infinie, celle des nuances ! — Divisez, divisez autant que vous le voudrez l'objet de l'observation, faites des exceptions, des sous-exceptions, des limites et des limites, des colonnes et des colonnes, et vous ne fournirez ainsi à l'homme de l'art qu'une partie des matériaux qu'il met en œuvre à chaque instant. Partie saillante, fixe et de premier ordre, mais où manque ce qu'il y a de plus délicat à observer dans la trame complexe des phénomènes vivants. L'âme de l'observateur est plus pleine, plus féconde que tout signe exprimé ; elle n'est pas moins habile à recueillir, à rapprocher, à systématiser les nuances, que la nature elle-même à les multiplier, à les lier, à les légaliser. L'âme, dis-je, pour retrouver dans le passé une individualité morbide présente, ou seulement un groupe sériel, saisit des traits épars dans le trésor de ses impressions, forme des types, des généralisations, induit, lie, elle aussi, à sa manière, le passé, le présent et l'avenir. Voilà ce qui nous vient à la fois de la nature et du travail, de l'innéité et de l'expérience, ce qui est au-dessus des sens et des livres, ce que la science formulée en chiffres ou en préceptes, aide, soutient, alimente, fortifie et ne remplace pas.

En définitive, dans le terme *expérience propre* rentrent les trois autres termes, auxquels j'ajouterai volontiers celui de génie. Cette sorte d'expérience représente l'acquisition que l'entendement fait des choses, et la mise en usage, l'emploi spontané de ce qui est acquis. Et qu'est-ce, à son tour, que l'expérience en général? C'est la science, celle qui se formule et celle qui ne se formule pas. — Je conclus : il y a deux sources scientifiques où l'art puise ses jugements, ses déterminations, l'une extérieure, l'autre intérieure ; l'une matérielle, formulée, chiffrée, l'autre immatérielle, profonde, délicate et pleine de ressources, identique à l'esprit humain. — Je suis maintenant en mesure de soutenir ma thèse principale, d'aller au fond des questions de doctrine, de classification et d'art que j'ai soulevées au commencement de ce travail.

CHAPITRE NEUVIÈME.

—

Fièvres; Intoxications; Phlegmasies.

92. — Au commencement de ce travail, je disais que la grande famille des *intoxications* était appelée à restreindre singulièrement la liste des *fièvres* et des *inflammations;* le moment est venu d'asseoir cette vérité sur des faits et sur une discussion approfondie. — Mon premier soin sera d'éclaircir l'idée de *fièvre,* de rechercher et de classer les causes du mouvement fébrile, puis de déterminer ce que c'est qu'*une fièvre.* L'excellent article *fièvre* du *compendium* de médecine, me servira de point de départ.

L'auteur distingue avec soin la fièvre, *des fièvres;* il remarque que nous ne connaissons la fièvre que par ses symptômes, qu'il faut, par conséquent, en exposer les caractères, avant de rechercher à quels états morbides on peut les rattacher, c'est-à-dire avant d'en attaquer la *pathogénie.* Quant à ce qui regarde *les fièvres,* Monneret les caractérise ainsi : *ce sont des maladies dans lesquelles les troubles symptômatiques ne peuvent pas être rattachés à des altérations orga-niques localisées et appréciables, mais bien à des alté-rations générales dont la nature échappe à nos moyens d'investigation.* — Je jugerai cette définition ; occu-pons-nous d'abord du terme fièvre.

Que représente-t-il ? Une série de symptômes, les uns essentiels et constants, les autres accessoires et variables. Cependant, on ne peut se dissimuler qu'une définition par les symptômes n'est complète qu'à la condition de les contenir tous. Or, cet idéal est impossible, relativement à la notion de fièvre, puisque les symptômes non essentiels sont aussi variables que nombreux. C'est donc comme malgré lui que l'auteur du *Compendium* se décide à définir la fièvre. — *La fièvre, écrit-il, est un état morbide constitué par le trouble de plusieurs fonctions, et spécialement par une modification de la température normale du corps, qui est ordinairement augmentée, et par l'accélération du pouls. (Compend., t. 4, p. 4.)* — Si cette définition n'est pas irréprochable, elle a du moins le mérite d'être une définition, non une description, et de convenir à toute fièvre. Une maladie qui ne rentre pas dans la définition de Monneret, n'est pas la fièvre. L'auteur y ajoute cependant cette explication : *il faut encore, pour qu'il y ait fièvre, que les deux symptômes en question aient une certaine durée. (Loco. cit.)* A merveille ; mais ne serait-il pas préférable d'inclure l'explication dans les termes mêmes de la définition ?

On pourrait chicaner, soutenir que certains états physiologiques, analogues à la fièvre, ont plus de durée quelquefois qu'un accès de fièvre éphémère ; que le doute peut être également permis au début des maladies, lorsque la chaleur fébrile est fugace, et dans quelques névroses. Qu'importe ! La vérité générale, ne périclite pas pour cela : il faut s'attendre en médecine, nous l'avons vu, à rencontrer des transitions, des nuances, des choses indéterminées qui nous tiennent en suspens.

93. — Voici qui est plus grave ; le frisson, la cha-

leur se manifestent sans qu'il y ait accélération du pouls. Des auteurs recommandables , Sydenham , Werlohf , Greding , ont trouvé le pouls naturel dans la fièvre maligne putride ; Sarcone , de Naples , a compté quarante et quarante cinq pulsations dans *la fièvre maligne épidémique.* Ils s'étonnent que des médecins aient eu le courage de déterminer le caractère constant de la fièvre par la vélocité du pouls. Monneret, tout en insistant avec force sur ce point, que, si l'on ne s'arrête pas à quelques signes précis capables de caractériser l'état fébrile, il n'y aura jamais moyen de s'entendre sur ce que l'on doit désigner par le mot fièvre, ne réfute cependant ces auteurs qu'avec embarras. C'est qu'il tient avec eux pour *des fièvres* des maladies dans lesquelles il y a tantôt *de la fièvre*, tantôt d'autres symptômes , des maladies qui sont , pour la plupart, des intoxications.

La force des choses est telle que l'auteur du *Compendium*, entrant enfin dans ces vues , trouve que le mot fièvre, destiné à désigner la douleur, l'adynamie, l'excitation, la nausée, le vomissement, la diarrhée , les flux, les sueurs, tout un cortège de symptômes qui se montrent avec l'état fébrile, ou sans lui, que le mot fièvre, dis-je, pris dans cette acception, est vicieux. — Je suis de cette avis. — Pourquoi , dit-il , donner le nom de *fièvres* à des maladies où il n'y a pas d'accélération du pouls, et d'altération de la température normale , ces deux signes les plus positifs de la fièvre? *(Compénd., t. 4, p. 16.)* — Très-bien ; mais le remède? — Le remède , d'après Monneret, gît dans le changement de la dénomination des maladies. — On dit bien pneumonie , variole , rougeole ;

pour qu'elle raison n'emploierait-on pas une expression analogue pour désigner les maladies faussement qualifiées du nom de fièvre? *(Compend., t. 4, p. 16.)* Je le veux; mais il y a mieux à faire. Le point capital c'est de toucher à la classification, c'est de la rendre étiologique, quand on le peut. Lorsqu'il sera bien entendu que la plupart d'entre les prétendues fièvres sont des *intoxications,* on sera moins surpris de les voir tantôt avec, tantôt sans l'appareil fébrile, et l'on ne distinguera que mieux le caractère essentiellement symptômatique de la fièvre. — Ceci dit, n'ayant pas, dans cet ouvrage synthétique, à fournir une description minutieuse de la fièvre, je passe à un autre ordre d'idées, je pose, sans plus tarder, la question difficile *des causes du mouvement fébrile,* la question étiologique de mes prémisses, non pour l'épuiser immédiatement, mais pour avoir sous les yeux les principaux éléments du problème dont je poursuis la solution.

94. — L'auteur du *Compendium* divise en trois classes les causes du mouvement fébrile; puis à ces classes, il ajoute deux catégories secondaires. Je m'appuierai sur cette division, qui me paraît devoir être remaniée dans son ensemble, critiquée dans ses détails, et surtout restreinte. — Les sources du mouvement fébrile seraient : 1° *les altérations locales d'un organe ou d'un appareil ;* 2° *les troubles purement fonctionnels d'un organe ou d'un appareil ;* 3° *les altérations du fluide nourricier.* L'auteur met à part : 1° *les pyrexies ;* maladies générales, dit-il, dans lesquelles il existe une altération du sang qui loin d'être la cause de la maladie, n'est qu'un de ses principaux

éléments. 2° *Les fièvres;* maladies dans lesquelles les troubles de la calorification et de la circulation sont les seules lésions appréciables (t. 4, p. 22.). Il nous faut revenir sur ces divisions.

95. — *Altération locale d'un organe ou d'un appareil.* — Les altérations locales se divisent en aigües et en chroniques (phlegmasies aigües et chroniques); elles sont loin d'avoir la même importance dans la production du mouvement fébrile. Quant à la difficulté pratique de les distinguer les unes des autres, de savoir où finit l'état aigu, où commence la chronicité, elle est la même que celle qui se posait tout à l'heure : reconnaître à l'état du pouls où finit l'ordre physiologique, où commence l'état de fièvre? Je me suis expliqué sur ce point de méthode. La lésion traumatique est le type d'une altération locale primitive , dont la fièvre est le résultat et l'un des symptômes. La difficulté est de savoir quelles sont les maladies que l'on doit rapporter à ce type? Que si le travail local, au lieu d'être primitif, relève par hasard d'une cause générale antérieure et supérieure, il est souvent très-difficile de le reconnaître. C'est là cependant un point capital, pour la classification doctrinale , comme pour l'indication. Il n'est pas moins difficile , dans maintes circonstances, de savoir si le mouvement fébrile dépend immédiatement de la lésion locale, ou s'il est le résultat d'un des effets de cette lésion , du trouble fonctionnel d'un organe, par exemple, ou bien du pus produit quelque part par une phlogose , puis résorbé ?
— D'où cette conséquence, savoir, que l'altération locale primitive , qui désigne une classe pathologique,

et contient certaines indications particulières, se laisse pénétrer , compliquer par des états morbides faisant partie d'une autre classe , et réciproquement.

Monneret affirme *que les irritations inflammatoires aigües sont pyrétiques dans presque tous les cas, quelle que soit leur étendue. (Compend., t. 4, p. 19.)* Cependant une brûlure détermine une *irritation inflammatoire aigüe* , et la fièvre ne survient que si la blessure a quelque importance. Aussi dirai-je, dans le sens de mes prémisses , qu'il y a *de l'inflammation* dans une coupure non suivie de fièvre , non une *phlegmasie* proprement dite (§ 5.) Pour qu'un travail local prenne ce nom , il faut que , dans de certaines conditions , il détermine une réaction fébrile et qu'il élève le chiffre de la fibrine. (§ 2.)

96. — *Trouble fonctionnel d'un organe ou d'un appareil.* — Monneret se demande si l'action exagérée, diminuée, pervertie, d'un organe ou d'un appareil peut seule, et indépendamment de toute lésion locale ou générale , primitive ou consécutive, causer la fièvre? — Il répond , d'abord, que les vives émotions de l'âme , la colère, le chagrin, la tristesse, la crainte, l'amour, les travaux intellectuels immodérés , les irritations un peu vives, soit passagères, soit prolongées du système nerveux, produisent le mouvement fébrile. Ce mouvement est alors le résultat direct d'un trouble de l'innervation, d'un trouble fonctionnel, lequel se rattache à une modification du principe de la vie, sans lésion locale, ou générale appréciable aux sens. L'émotion détermine une action nerveuse; l'irritation passa-

gère ou prolongée des centres nerveux a les mêmes
résultats ; le tout sans lésion sensible. Or, cette action
nerveuse peut être le mouvement fébrile même. S'il y
a lésion, c'est dans le rapport de l'âme et du corps, ou
dans l'équilibre des impondérables.

Toujours est-il que ces faits nous donnent, à mon
sens, le type de l'*essentialité*. J'ajoute que le système
nerveux produit de lui-même, sans cause connue, les
phénomènes de la série en question, et des phénomènes
plus importants dont je m'occuperai en traitant des
intoxications et de leurs annexes. — Mais les troubles
essentiels peuvent produire aussi la fièvre par contre
coup ; ils dérangent une fonction, et c'est ce dérangement fonctionnel qui amène la fièvre. Et ce dérangement lui-même peut donner lieu au mouvement
fébrile de deux manières, directement et indirectement.
Directement : le mal de mer est la cause d'un trouble
fonctionnel de l'estomac, de violents efforts qui, chez
certains sujets, occasionnent le mouvement fébrile.
Indirectement : une innervation anormale altère certaines sécrétions ; lesquelles altèrent la composition du
fluide nourricier ; c'est le sang alors qui est la cause
prochaine du mouvement fébrile. Dans ces circonstances, et d'autres analogues, la fièvre a ses racines
dans l'essentialité, qu'on me passe la métaphore. Cela
signifie qu'elle se rattache, par une chaîne non inter-
rompue, à quelque chose d'antérieur soit au trouble
de la fonction de mon premier exemple, soit à la
déviation sanguine de mon second. — La *pathogénie*
doit tenir compte de chaque anneau de la chaîne,
attendu que tout effet est une cause, un élément du
problème à résoudre.

Le *Compendium* fait entrer dans la classe des mouvements fébriles produits par le trouble d'un organe ou d'un appareil, ces accès de fièvre qui surviennent chez les sujets pléthoriques, *et qui semblent dépendre de l'augmentation de la contractilité de tous les vaisseaux et du cœur. (Compend., loc. cit.)* Je ne puis partager cette opinion : la pléthore, quelle qu'en soit l'origine, est un état anormal du sang, dans lequel ce fluide dévié de son norme agit sur le système nerveux à la manière du sang altéré. Or, l'analogie m'ordonne de rapprocher des *intoxications,* ces *déviations* du sang. Comme dans les intoxications, le fond de la maladie est l'état du sang, la réaction n'est qu'un symptôme.

Dans beaucoup de cas, on voit la fièvre apparaître en même temps que divers flux vers les organes de sécrétion ; c'est-à-dire en même temps qu'un trouble fonctionnel. Abstraction faite des lésions locales qui peuvent donner lieu à de pareils flux, et sans sortir de l'hypothèse des troubles purement fonctionnels, on peut admettre, comme ci-dessus : ou que la fièvre est produite directement par la fonction pervertie qui nuit à l'équilibre général et sollicite des réactions ; ou que la fièvre et le flux proviennent d'une même source, d'une cause générale supérieure dont le siége est tantôt le système nerveux, tantôt le sang. — La fièvre de lait, et la sécrétion de ce fluide, la fièvre qui accompagne quelquefois les menstrues, la fièvre qu'une fatigue, qu'une course précipitée, que les excès vénériens font apparaître, ces fièvres et bien d'autres, physiologiques ou non, ont très-généralement pour principe, pour *origine,* le système nerveux, l'élément central des réactions, des crises, de l'équilibre qui, spontanément, ou occasionnellement, agit dans un but général de conservation. (§ 74).

97. — *Altérations du sang*. — Cette grande catégorie qui est précisément celle des *intoxications* et de leurs annexes (déviations), comprend d'une manière générale : 1° les altérations d'origine externe ; 2° les altérations d'origine interne. — Les premières manifestent, disent certains médecins, leur présence de deux manières, en abaissant ou en exaltant la vitalité. De là, des *intoxications* pyrétiques, et des *intoxications* apyrétiques. Il y a du vrai dans cette division ; mais l'exaltation et l'abaissement ne sont que des formes ordinaires, superficielles et toujours semblables à elles-mêmes, d'états intérieurs nombreux et différents, qu'il importe de constater. Le *contre-stimulisme* a le tort de réduire à deux types l'influence variée des modificateurs et de prendre ainsi la forme pour le fond. Sa division n'est pas étiologique. — Quant aux altérations du sang d'origine interne, elles sont ou spontanées, ou la suite d'une déviation de sécrétion, ou le résultat de la résorption d'un produit morbide. Ces diverses altérations peuvent, indépendamment de toute lésion locale, produire la fièvre. Les poisons minéraux et végétaux, les effluves, les miasmes, les virus produisent les intoxications d'origine externe. Le pus, la matière cancéreuse, les sécrétions anormales, l'action nerveuse viciée, font les altérations du sang, les intoxications d'origine interne. — Les sécrétions peuvent ne pas s'effectuer, et cela aux dépens de la normalité du sang ; c'est alors une intoxication en quelque sorte *négative ;* ou être déviées et résorbées ;

l'intoxication est *positive* dans ce cas. Les intoxications de cause interne peuvent aussi être spontanées, porter immédiatement atteinte au fluide nourricier.

D'un autre côté, les déviations du sang, la pléthore, l'anémie, la chlorose, sont tantôt le résultat de circonstances extérieures, de l'excès, par exemple, ou du défaut de nourriture substantielle ; tantôt l'effet direct des forces spontanées de la vie, comme lorsque le chagrin d'une mère qui perd son enfant la rend chlorotique en peu de jours. Ces derniers états du fluide nourricier, qui peuvent produire le mouvement fébrile, ces déviations, d'où qu'elles viennent, peuvent être considérées, je le répète, comme des annexes de l'intoxication, puisqu'elles agissent à la façon des intoxications, surtout des spéciales.

98. — Le *Compendium* met à part, sous le titre de *pyrexies*, des maladies qui appartiennent évidemment à la famille des intoxications. — Il nous reste, dit-il, à parler de maladies générales dans lesquelles il existe une altération du sang, mais celle-ci, loin d'être la cause de la maladie, n'en est qu'un des principaux éléments. *(Compend.; loc. cit.)* — Là est la question, dirai-je, et d'ailleurs, ceci étant supposé vrai, il faudrait encore voir s'il ne serait pas convenable de classer les maladies en question parmi les intoxications d'origine interne ? En tout cas le mot de *pyrexie* me paraît, dans la circonstance, mal employé ; puisque, de l'aveu de Monneret, il signifie simplement maladie avec feu, et s'applique, par conséquent, aussi bien aux *phlegmasies* qu'aux *fièvres*. *(Voy. Compend., t. 4, p. 23.)* — La variole, la rougeole, la scarlatine, la

suette, quelques erysipèles, la maladie typhoïde, le typhus des camps, la peste, seraient, selon Monneret, des *pyrexies*. Je ne saurais admettre une semblable dénomination ; ces maladies ne peuvent être des *pyrexies* qu'en tant que maladies avec feu ; telle n'a pas été la pensée de l'auteur du *Compendium*. N'y a-t-il pas lieu d'être étonné qu'il ait classé parmi les altérations du sang produites par un virus (intoxications) la fièvre à laquelle donne lieu le vaccin introduit sous l'épiderme, et qu'il appelle *pyrexie* une variole qui peut être le résultat de l'inoculation du virus varioleux ?

99. — Le *Compendium* classe encore sous ce titre : *Fièvres dans lesquelles les troubles de la calorification et de la circulation sont les seules lésions appréciables*, d'une part, les fièvres intermittentes simples, et pernicieuses, qui sont cependant très généralement des intoxications ; d'autre part, les fièvres éphémères, qui très généralement, selon moi, ont leur place marquée soit parmi les *annexes* de l'intoxication (déviations), soit parmi ces mouvements fébriles auxquels donne lieu l'action exagérée d'une fonction. Certaines fièvres d'accès se rattachent à cette catégorie ; je le prouverai. Mais alors pourquoi ce titre : *Fièvres dans lesquelles les troubles de la circulation et de la calorification sont les seules lésions appréciables ?* N'est-il pas absorbé, effacé par les trois premiers, par les trois grandes catégories ? (§ 94, 95, 96.) Je me résume : le mouvement fébrile se rapporte à trois *origines ;* 1° l'altération locale d'un organe ou d'un appareil ; 2° le trouble fonctionnnel d'un organe ou

d'un appareil ; 3° l'altération du sang et ses annexes.
— Ces causes de la fièvre s'engendrent et se compliquent réciproquement, agissent simultanément, ou se succèdent, tout en conservant dans leurs effets une sorte d'*individualité ;* ce qui a donné lieu à la doctrine très sage, très pratique des éléments morbides.

Si ce que je viens d'écrire est fondé, les maladies que l'on appelle *fièvres, intoxications, phlegmasies,* les seules dans lesquelles on observe le mouvement fébrile, doivent remplir le cadre de mes trois catégories ci-dessus décrites. Remplir ce cadre convenablement ne serait rien moins qu'établir une classification étiologique ; tel est mon but.

100. — DES FIÈVRES. — Au commencement de ce travail, je me posais cette question : qu'est-ce qu'*une fièvre ?* Et je présentais, sous toute réserve, une définition *des fièvres* qui me paraît être l'expression, le résumé des travaux contemporains. Mais, après ce qui vient d'être dit des origines du mouvement fébrile, je m'aperçois que la définition des fièvres (§ 3), n'est nullement étiologique. Si elle caractérisait quelque chose, ce serait plutôt cette série symptômatique, ce mouvement fébrile qui est le résultat d'une altération du sang (intoxications), que le mouvement fébrile qui se rattache à des lésions purement fonctionnelles, en un mot que *les fièvres* proprement dites. Il est bien vrai que dans les fièvres, on remarque, comme l'indique la définition, *l'absence de lésion locale primitive, l'altération du sang, qui consiste dans une rupture d'équilibre entre les globules et la fibrine, au profit de*

l'élément globuleux; mais on n'y observe pas toujours, tant s'en faut, *la généralité primordiale des phéno-mènes, la persistance de cette généralité.* (§ 3.) En effet, le trouble fonctionnel d'un organe ou d'un appareil, de l'estomac par exemple, ou du centre de l'innervation, qui donne lieu au mouvement fébrile, peut en quelque sorte être circonscrit, localisé, bien qu'essentiellement différent de ce qu'on nomme une lésion locale. Quoi qu'il en soit, comme il m'importe de distinguer *une fièvre* de tout ce qui n'est pas elle, je me pose de nouveau cette question : qu'est-ce qu'une fièvre ?

Une fièvre n'est pas le mouvement fébrile, la *pyrexie* que produit une altération locale ; une fièvre n'est pas le mouvement fébrile, la *pyrexie* que produit une altération générale du fluide nourricier ; dans ces deux cas, *la fièvre* est une réaction du système nerveux sollicité par une cause prochaine, un symptôme d'une maladie, non la maladie elle-même ; dans le premier, la maladie réelle, le fond, est une *phlegmasie ;* dans le second, la maladie réelle, le fond, est une altération du sang, une *intoxication,* ou une *déviation.* Pour que la fièvre soit *une fièvre* et non autre chose, il faut que le mouvement fébrile soit identique à la maladie elle-même. C'est ce qui a lieu dans les troubles purement fonctionnels du système nerveux, soit spontanés, soit provoqués par l'influence de l'élément moral, ou des agents de l'hygiène. Il y a plutôt alors *action* que *réaction,* car l'importance de l'effet l'emporte généralement, dans ces circonstances, sur celle de la cause, qui n'est guère qu'une occasion. Toujours est-il que c'est là le type de la *fièvre essentielle,* et

qu'il n'y a , à mon sens , de *fièvres* proprement dites
que les essentielles : le reste est symptôme de phlegmasie ou d'intoxication.

Les auteurs donnèrent le nom d'essentielles à des
maladies qui ne sont nullement essentielles , à des
phlegmasies , et dont on a fait justice , à des *intoxications*. Cette dernière faute se commet encore aujour-
d'hui. Monneret, si judicieux, ne l'a pas plus évitée dans
le *Compendium* que M. Littré, dans le dictionnaire de
médecine. Monneret prend la fièvre de marais pour
son type *des fièvres,* tandis qu'elle est le type de l'*intoxication.* D'après lui , *dans cette affection il y a une
fièvre, c'est-à-dire une maladie dont l'élément essentiel,
le seul appréciable, est l'état fébrile. (Compend. t. 4. p.
24.)* — Qu'est-ce à dire ? Que nous n'y apercevons
pas une altération locale primitive? C'est là la pensée
de l'auteur , si je consulte sa définition des fièvres.
(Compend. t. 4. p. 24.) Mais alors les *intoxications*
sont *des fièvres,* et leur confusion avec certains troubles fonctionnels purs , avec une fièvre proprement
dite, est inévitable. Il faut l'éviter cependant, pour la
classification comme pour la pratique.

Monneret blâme en vain la définition de l'*essentialité* des anciens auteurs, à laquelle force est de revenir. Pour eux , *la fièvre essentielle est une maladie
fébrile caractérisée par de simples troubles fonctionnels, sans lésion matérielle appréciable des organes.*
J'adopte cette pensée ; le mouvement fébrile essentiel
est celui qui a ses racines dans un trouble pur de l'innervation, soit spontané, soit provoqué. Mais qu'est-ce
qu'un trouble purement fonctionnel de l'innervation?
Je ne sais, ne sachant point ce que c'est, au fond, que

l'innervation qui se confond avec le principe même de
la vie.

Il est possible que dans l'*essentialité*, comme le croit
l'auteur du *Compendium*, un tissu, une molécule vivante, solide ou liquide, soient primitivement altérés,
sans qu'on puisse déterminer le siège et la nature de
la lésion *(Compend.* t. 4. p. 26) ; il est possible aussi,
qu'il n'y ait de troublé, d'atteint que l'équilibre des
impondérables ; il est même possible que le principe
vital soit seul altéré ! ! Monneret et l'école me répon-
dront que l'*essentialité* comprise de la sorte est un non
sens (t. 4. p. 26) ; ce qui signifie qu'un principe distinct de la matière et malade aussi à sa manière, est
une absurdité, que la matière est le *substratum* unique
des phénomènes de la vie... Voilà qui est bien osé ! Je
ferai remarquer à nos contempteurs de la métaphysique, qu'ils font eux-mêmes une métaphysique de la
dernière hardiesse en affirmant que la matière est le
fond de tous les phénomènes. Doutez au moins avec
mesure, et comme ces chimistes qui tiennent les corps
appelés simples pour tels, jusqu'à preuve du contraire,
tenez provisoirement pour essentiels les troubles que
vous ne pouvez rapporter à rien d'appréciable. Ce
n'est pas à dire pour cela que ces troubles ne soient
pas fondés sur l'organisation.

L'impalpable, soit dit en passant, n'est pas inappré-
ciable ; le miasme des marais est impalpable, nous
apprécions cependant de plusieurs manières sa présence dans l'économie : quelqu'un en doute-t-il ? Il ne
faudrait pas que la difficulté, que l'impossibilité de
saisir, de palper les causes prochaines, fît grossir in-
considérément la liste des maladies essentielles. J'ai

hâte d'apporter cette limite au principe de tenir pour essentiels les troubles dont la cause est rebelle à notre appréciation.

101. — Nier les fièvres essentielles au profit du solidisme ou de l'humorisme, c'est-à-dire au profit de la doctrine d'une lésion positive et primordiale des solides ou des fluides, contester ainsi, dans l'ordre morbide, l'initiative du système nerveux, soit spontanée, soit provoquée par une cause occasionnelle de l'ordre des impondérables agissant à dose non traumatique, c'est nier les faits et ne tenir aucun compte des analogies. — 1° C'est nier les faits; car des troubles considérables et passagers, bien que graves, des fluxions actives, des irritations directes, ou réflexes, suivies de fluxions, le tout précédé ou accompagné de mouvement fébrile, surviennent tout-à-coup pendant les changements de la tension électrique de l'atmosphère, sans qu'on puisse supposer, tant l'équilibre est promptement détruit et le plus ordinairement promptement rétabli; ou tant les conséquences de la maladie sont vives et vivement effacées, sans qu'on puisse supposer, dis-je, soit une altération locale, soit une de ces déviations du sang qui ne se terminent guère que par des crises, une coction soutenue, ou par l'intervention d'un spécifique, s'il y a spécificité. — 2° C'est ne tenir aucun compte de l'analogie; car les auteurs eux-mêmes concèdent qu'une cause morale peut être le point de départ, le principe d'une série morbide. Or, si une cause de cette nature peut avoir pour premier résultat, par exemple, une lésion de fonction du système nerveux exprimée par l'élé-

vation de la température du corps et par l'accélération du pouls ; pourquoi une cause de l'ordre des impondérables ne produirait-elle pas la même série? L'action considérable des impondérables sur le moral, par l'intermédiaire du système nerveux, est manifeste; pourquoi leur action sur le physique, par le même canal, et sans qu'on puisse soupçonner autre chose qu'un dérangement de fonction, ne s'exercerait-elle pas, jusqu'à produire un état morbide, la fièvre ?

Je remarque à ce propos, et pour me procurer un type de fièvre essentielle, que notre savant confrère, M. Boudin, dans son *traité des fièvres intermittentes,* fait une part trop considérable à l'humorisme. — Des auteurs recommandables, entre autres J. Franc, repoussent la nécessité du miasme, parce que, disent-ils, les fièvres éclatent au milieu de l'hiver, par un froid de vingt degrés, sept ou huit mois après le règne endémique. — M. Boudin répond : « Évidemment l'exhalation et l'absorption du miasme s'étaient opérées antérieurement, et les organismes *imprégnés de cette matière* n'attendaient qu'une occasion propice, le froid, pour la production de la manifestation morbide. » (*Traité des fièvres intermittentes,* p. 47.) Je me demande si les sujets que la fièvre surprend ainsi à grande distance de l'intoxication, au milieu d'une santé florissante, et après que les sécrétions se sont longtemps exercées, sont réellement *imprégnés de la matière morbifique?* Certes, pour ce qui concerne les intoxications *spéciales* qui n'affectent pas directement la plasticité, cela fait au moins question ? Le miasme des marais, le cas échéant ; et d'autres toxiques qui peuvent sommeiller pendant des mois et des années, sont-ils présents de fait dans le fluide sanguin, jusqu'à l'heure de l'explosion? Ou bien ont-ils déposé, produit quelque part, dans les centres nerveux, par exemple, une disposition, une virtualité de l'organisme, qui ne se manifeste qu'avec l'occasion et le temps? Question, je le répète. En attendant, cette hypothèse fait échec à l'humorisme ; je tiens à le constater.

Au reste, tout en reconnaissant que le miasme marémétique est le grand promoteur des fièvres d'accès, on est forcé de reconnaître que des faits bien observés nous autorisent à admettre qu'il n'y a point nécessité à ce que le sang soit dévié de son norme, pour que la fièvre d'accès se manifeste. Les observations de M. Faure, en Morée, sur les alternatives diurnes et nocturnes du froid et du chaud ; celles de Roche, sur le bain froid pris chaque jour à la même heure ; le tout suivi d'accès intermittents complets aux heures ordinaires de la réaction ; sont choses trop sérieuses pour qu'on les nie *à priori*, ou d'après de vagues suppositions. Je crois qu'il est sage, sans faire tort à la très grande importance de l'intoxication, de considérer ces faits, *sui generis*, comme spéciaux, au point de vue de l'étiologie, et de la thérapeutique. Ils ne le sont sans doute pas moins au point de vue d'une fine symptomatologie.

Les allures naturelles du système nerveux semblent réellement donner satisfaction aux idées de MM. Faure et Roche, réduites à de justes proportions. Si le système nerveux, en effet, est l'organe des réactions, il l'est aussi des habitudes ; or, il paraît, à certaines heures, regretter ses excitants ou son repos habituels. Il ne manque guère de se mettre en mouvement, ou

de sommeiller, aux instants même où l'on avait coutume de le solliciter ou de le laisser oisif. Rien ne
s'oppose, je le présume, à l'exaltation de cette manière d'être jusqu'à l'état pathologique ? Et cela ne
donne nullement raison à l'objection ordinaire des
adversaires du miasme : *comment une cause permanente (le miasme), peut-elle donner lieu aux phénomènes de l'intermittence ?* Les habitudes des nerfs bien
étudiées expliquent, ce me semble, ce point de physiologie pathologique. Toute action vive, volontaire
ou non, spontanée ou provoquée, est généralement
suivie d'un affaissement équivalent ; après l'effort, les
forcés ont besoin de se refaire. Aussi quand un miasme
dans le sang a provoqué un effort, une réaction, un
accès, le système nerveux se repose, nonobstant la
présence du toxique et ne lui répond plus. Mais sa
vigueur se reproduit, et l'agent excitant le sollicitant
sans relâche, il réagit de nouveau, et ainsi de suite.
Faut-il chercher ailleurs la raison de l'intermittence?

En résumé, la fièvre intermittente peut être le résultat : 1° de l'altération du sang par un miasme ;
2° d'un trouble purement fonctionnel du système nerveux. Dans le premier cas, elle est le symptôme d'une
intoxication ; dans le second, elle est une fièvre *essentielle.* Tel est l'exemplaire d'une espèce dont il faudrait
analyser minutieusement les symptômes et les signes,
pour apprendre à la distinguer des autres espèces,
surtout des *intoxications.* Je pourrais l'essayer, caractériser à part chaque espèce, puis comparer. Mais j'at-
teindrai mieux et plus vite mon but, en m'emparant
fortement de l'espèce la plus saillante, la plus considérable dans l'ordre des maladies fébriles, l'*intoxica-*

tion. Si nous possédons les moyens de la reconnaître, nous aurons ceux évidemment de la différencier; ce sont les traits les plus accentués qui doivent faire ressortir ceux que l'on n'apercevrait qu'imparfaitement sans le contraste.

102. — DES INTOXICATIONS. — *On nomme intoxications des états morbides qui résultent de l'introduction dans l'économie, par une voie quelconque, d'un élément qui détruit la santé et anéantit la vie sans agir mécaniquement: (§ 4.)* — Cette définition est très générale, elle s'applique également à des maladies fébriles et à des maladies non fébriles; nous ne devons nous occuper que des *intoxications* dont ordinairement la fièvre est le principale symptôme : indiquons toutefois les divisions de l'intoxication en générale.

Le sang est le siège principal et le plus souvent le premier siège des intoxications. Le fluide sanguin; soit que le poison l'altère dans sa crase, soit que seulement il s'y mêle, pour être transporté par lui, change ses rapports avec les organes du *dynamisme*, de la *plasticité,* ou de la *sécrétion,* de manière à déterminer un état morbide. (§ 97.) Il y a des agents délétères qui ne s'adressent qu'à l'innervation ; d'autres qui ne s'adressent qu'à la *plasticité*, ou à la sécrétivité ; d'autres enfin qui s'adressent à la fois à l'innervation, à la plasticité, à la sécrétivité. Ces distinctions ne sont pas absolues.

Les résultats de l'emploi des médicaments observés au point de vue de la théorie du conflit et des sensibilités spéciales (§ 68.), nous mettent directement sur la voie du mécanisme de l'intoxication. Ces résultats nous fournissent une analogie de premier ordre, un *criterium* très explicatif d'une foule de séries morbides, de maladies que l'on s'étonne de ne pas trouver dans la science, classées et jugées comme elles sembleraient devoir l'être naturellement. Comment ne pas être disposé à rapporter à l'intoxication du. fluide nourricier un grand nombre de fluxions morbides, suivies de leurs conséquences, inflammatoires, sécrétoires, hémorrhagiques et autres, quand on sait que des agents introduits dans le torrent de la circulation produisent, presque à notre gré, des fluxions sur telle ou telle partie, des secrétions de telle ou telle nature, des changements prévus dans la névrosité, dans la plasticité, des crises diverses, des produits différents ? — Étant donné le rapport entre l'organisme et le sang tel que je l'ai présenté d'une manière théorique dans le sixième chapitre de ce livre ; ou, pour résumer ce rapport, étant donnée la formule suivante : *la quantité et qualité du fluide nourricier sont un des principaux éléments de la phénoménisation matérielle et fonctionnelle de tout être vivant;* on arrive à concevoir comment *les modifications normales, accidentelles ou non, du sang doivent être les principaux éléments de la phénoménisation anormale de tout être vivant.* Je pèse mes termes ; afin de laisser leur place et leur importance aux solides et aux impondérables en pathogénie. Ne savons-nous pas que chaque élément peut être à son tour *l'origine* de la maladie ? (Voy. chap. 7me.)

403. — Je ne puis admettre en effet, — pour prendre un champ de discussion, — cette conclusion

doctrinale du *traité des fièvres intermittentes* de M. Boudin : *toute maladie non traumatique produite par une influence physique est primitivement humorale.* (*Traité,* p. 177.) L'erreur vient de ce que notre auteur pose en loi cette formule : *la quantité et la qualité du fluide nourricier déterminent la phénoménisation matérielle et fonctionnelle de toute être tant végétal qu'animal en tant que vivant.* (*Traité,* p. 185.) Il ne faudrait pas dire *déterminent* ; mais *concourent à déterminer ,* ce qui est très différent. La quantité et la qualité du sang ne déterminent pas seules lesdites phénoménisations. Les autres éléments fondamentaux de l'existence, le grand régulateur de la vie entre autres, le système nerveux, y prennent de différentes façons différentes parts. De telle sorte qu'un sang d'une certaine nature étant donné, les phénoménisations seront différentes s'il entre en rapport avec tel système nerveux plutôt qu'avec tel autre. Je m'exprimerais de la même manière eu égard au parenchyme : la phénoménisation vivante est, en effet, un rapport entre plusieurs éléments ; or un rapport pareil ne peut être que relatif à l'état particulier de chaque élément. — Mais , dira-t-on, c'est le sang qui fait les nerfs, tel sang, tels nerfs. Je réplique : c'est le système nerveux qui maintient la crase du sang, et qui souvent la change ; tels nerfs, tel sang.

Le principe trop absolu de M. Boudin devait donner lieu à un corollaire qui participât de son imperfection : *Toute modification du sang ,* écrit notre savant confrère , *possède dans l'organisme ses localisations à elle , et qui en constituent en quelque sorte l'expression caractéristique et différentielle.* (*Traité.*

p. 185.) Cette généralisation peut être à sa place dans un livre d'utile réaction ; mais elle s'éloigne de la vérité autant que l'humorisme exclusif que M. Boudin professe. Certes, l'excès de l'élément globuleux produit par l'usage du fer, est *une modification du sang* ; a-t-elle *ses localisations à elle et caractéristiques*? Non : cet état du fluide nourricier produit des phénomènes variés, et toutes sortes de fluxions, suivies elles-mêmes de conséquences différentes relatives aux circonstances et aux sujets. Si quelques agents *spécifiques* paraissent donner raison à la formule de M. Boudin, de plus nombreux agents d'intoxications refusent de se soumettre à sa rigueur. — Je rappelle à cet égard la pensée de M. Trousseau sur la mobilité des synergies et le langage insidieux des symptômes. Mais reprenons l'étude de l'intoxication.

104. — Il faut chercher les caractères constitutifs et différentiels de l'espèce, afin de la reconnaître médicalement : car c'est là le but en définitive. L'*intoxication* fébrile, celle dont le symptôme essentiel est la fièvre, se confond avec les *fièvres* et les *phlegmasies*, avec *les fièvres* particulièrement. L'état fébrile est le masque qui cache le mieux ces natures différentes. Mon premier soin sera donc, tout en faisant l'analyse rigoureuse des choses qui se rapportent à l'intoxication, de la comparer soigneusement à l'espèce *fièvres*, dont elle prend encore le nom sous la plume des auteurs ; et de l'en distinguer. Il me sera possible ensuite de séparer l'une et l'autre, avec clarté, des phlegmasies.

D'abord *l'intoxication* est manifeste, quand le toxique est appréciable ; la fièvre, dans ce cas, n'est qu'un symptôme et non pas *une fièvre*. Mais le toxique est appréciable de différentes façons : directement, quand il tombe sous les sens ; indirectement, quand la raison déduit sa présence de diverses circonstances. Exemple : le virus variolique est inoculé, la variole se déclare ; le virus rabique est absorbé, la rage fait explosion ; il n'y a pas à se tromper. Agent spécifique connu, introduction dans les fluides manifeste, série morbide classée, rien ne manque à la certitude de la conclusion. Mais un individu prend, en traversant un marais la nuit, une fièvre d'un certain caractère ; la question ne se présente plus de la même façon ; un des termes, l'agent morbide introduit dans l'économie fait défaut, dit-on. Cet agent existe-t-il ? Certains le nieront, même en général ; certains, dis-je, nieront ce miasme parce qu'il ne peut être saisi. Il me semble pourtant qu'en pareil cas, les circonstances fondent, en faveur de l'existence du troisième terme, du terme contesté, une analogie qui équivaut au moins à l'observation directe du pus contagieux de la syphilis, ou de la bave contagieuse de la rage. Le pus de la variole, en effet, ne présente que du pus pareil à tout autre, la salive du chien ne présente également que de la salive : où est le virus ? Je ne sais, mais, comme le miasme, il est. Les sens ne nous sont pas donnés à l'exclusion de la raison. En tout état, que ceux qui nient le miasme impalpable, nient au moins le virus qu'ils ne palpent pas davantage ; ils seront conséquents. — Un grand nombre d'intoxications se découvrent de cette manière.

- 105. — Après les circonstances dans lesquelles on touche pour ainsi dire du doit le toxique même, le toxique nu (inoculation) ; après celles dans lesquelles on assiste en quelque sorte moralement à son introduction dans l'économie (infection marimétique &ª) ; je trouve un excellent critère de l'intoxication dans le fait de contagion. — La contagion , nous dit le Compendium, est un mode de propagation des maladies , en vertu duquel un individu affecté communique son mal à un ou plusieurs individus qui sont placés dans une opportunité particulière pour le recevoir , et qui eux-mêmes servent d'éléments de propagation à cette maladie, dont les caractères restent d'ailleurs toujours identiques. (Compend. t. 2. p. 464.) Cette définition lève bien des difficultés; elle contient plusieurs remarques importantes ; la nécessité d'une multiplication de l'agent morbide par chaque sujet affecté , l'identité des séries morbides produites , la prédisposition indispensable pour que la contagion puisse s'effectuer. Ce dernier point , cette condition amène la conclusion suivante ; les résultats négatifs ne prouvent pas la non contagion, tandis que les résultats positifs la démontrent. Or, la contagion, revêtue des caractères que la définition de Monneret lui assigne , démontre elle-même la présence d'un agent d'intoxication qui opère , je le veux , à la manière des ferments (Liébig.) , mais dans et selon les conditions de la vie.

Et maintenant, je ne chercherai point à séparer catégoriquement l'infection, de la contagion : cette distinction me paraît très-difficile à obtenir. Je dirai seulement que l'infection peut se présenter sous deux aspects : ou bien elle n'est autre chose qu'une *conta-gion-médiate* , au moyen de l'air ambiant qui sert de véhicule au toxique ; dans ce cas le poison agit comme celui de la contagion immédiate , se propage de lui-même ; se multiplie par sa propre vertu ; ou bien l'infection est d'une autre nature que la contagion , et ne peut rentrer dans les termes de la définition précitée ; alors l'infection a besoin, pour se propager, de circonstances étrangères au miasme qui ne se répand plus par sa vertu propre. Est-ce là une distinction précise ? je ne le prétends pas ; attendu que ces deux manières d'être peuvent se transformer avec les circonstances , *l'infection contagieuse* cesser d'être telle , et la *non-contagieuse* le devenir. Pour les deux faits de contagion et d'infection, la prédisposition et les circonstances sont donc choses capitales qui déterminent le caractère des faits ; leur association , et, qu'on me passe le terme ; leur dissociation.

Toujours est-il que le nombre des maladies fébriles qui se répandent par contagion, ou par infection, séparées ou réunies, est considérable ; j'ai peine à comprendre comment cette vérité n'a pas exercé plus d'influence sur la terminologie et la classification , répandu plus de jour dans les doctrines. Le fait est aperçu , mais les conséquences ne sont pas tirées. « *Les fièvres*, dit M. Littré, ont une cause spéciale, ou par contagion ou par infection. La contagion est incontestable pour la variole, la rougeole, la scarlatine, le typhus ; elle est probable pour la peste et a été soutenue pour la fièvre jaune et le choléra ; du moins ne peut-on pas nier ce que j'appelle infection : car ni la peste , ni le choléra , ni la fièvre jaune ne se déve-

loppent sans des influences ignorées mais puissantes.
Il faut en dire autant de la suette miliaire. Reste la
fièvre typhoïde : l'exception est plus apparente que
réelle. » (Diction. de Méd. t. 13. p. 137.) Monneret
s'exprime à peu près de la même façon : « Les fièvres
reconnaissent pour cause un agent spécifique, qui se
transmet soit par contagion, soit par infection ; la
première cause n'est pas douteuse pour la rougeole,
la scarlatine, la variole, le typhus ; elle est démontrée,
aux yeux de beaucoup de personnes, pour la peste et
la fièvre jaune ; il n'y a que les fièvres typhoïdes où
cette cause pourrait être contestée. Les médecins qui
ont eu occasion de l'observer dans des localités cir-
conscrites, où elle règne sous forme épidémique,
n'hésitent pas à lui attribuer une nature éminemment
contagieuse. Tandis que les maladies locales reconnaissent ordinairement pour cause l'influence nuisible
exercée par un des nombreux modificateurs qui font
partie de la matière de l'hygiène, les fièvres au contraire semblent se développer sous l'influence d'un
agent spécifique qui empoisonne toute l'économie.
Doit-on hésiter à considérer comme un véritable empoisonnement par un virus septique, la variole, les
exanthèmes, la morve aiguë, le charbon, les pustules
malignes et toutes ces maladies qui résultent de la
pénétration dans le sang d'un agent chimique dont
l'action reste générale ? » (Compend. t. 4. p. 28.) —
A merveille ; mais alors pourquoi nos auteurs persis-
tent-ils à appeler fièvres ces intoxications dont la fièvre
n'est qu'un des symptômes? Comment les distingue-
ront-ils des vraies fièvres, des affections dans lesquelles, relativement à nos moyens d'investigation, le

trouble fonctionnel exprimé par la fièvre est toute la maladie?

106. — Je lève de suite une objection : on inocule la variole ; il y a plus, on obtient la preuve positive qu'elle se communique par *infection-contagieuse*, au moyen de l'air ambiant, puisque, d'après Ozanam, quatorze personnes furent atteintes de variole après avoir assisté à l'exhumation d'un varioleux *(Ozanam,* t. 1. p. 65) ; or, cette donnée admise, voici ce qu'on oppose à l'idée d'intoxication, non pour la nier, mais pour en faire quelque chose de subordonné, de secondaire. On dit : la variole et autres fièvres exanthémateuses ne se développent généralement qu'une fois sur un même sujet : qu'est-ce que cette immunité acquise ? Qu'est-ce qu'un poison qui n'empoisonne plus ? La variole se transmet par voie de contagion, ou d'infection, soit ; mais pourvu qu'elle trouve un terrain convenable, une aptitude morbide. D'où cette conséquence : l'agent inoculé n'est qu'une cause accidentelle, une occasion d'une évolution considérable et souvent nécessaire de la vie, évolution qui fait partie de son histoire, et dépend à ce titre de la loi intérieure de son développement, de sa spontanéité.

Il faut répondre : que les immunités, d'où qu'elles viennent, ne prouvent qu'une chose, la nécessité de la *prédisposition* ; que cette nécessité ne fait point argument en faveur d'une génération morbide spontanée telle qu'elle reléguerait le toxique, en tout état de cause, au rang secondaire, accidentel, des causes occasionnelles. En un mot, sans nier la spontanéité et sa puissance, je l'interprète à ma façon, je lui assigne la place qui lui revient dans l'ordre de la causalité. — Des auteurs très recommandables admettent la force de la *spontanéité vitale* dans la génération de certaines maladies ; voilà ce qu'en pense un pathologiste distingué, M. Requin : « De ce qu'une maladie est contagieuse, il ne s'en suit pas du tout qu'elle ne puisse se développer spontanément ; la rage est la preuve du contraire. N'y aurait-il donc que le virus rabieux qui se formât par génération spontanée ? » *(Voy. le Compend.* t. 2. p. 469.) Je suis de cette avis ; mais pour moi cette question en amène une autre tout aussi importante et qui intéresse directement ce point délicat de pathogénie et de classification, savoir, si le développement spontané d'une variole ou de toute autre maladie de même nature, nous défend de classer ces maladies parmi les intoxications ?

Certes, l'idée de *spontanéité,* comme celle de prédisposition, me prouve bien l'importance considérable, dans l'espèce, des forces intérieures de la vie : mais qu'importe ! Pour sentir, aussi, il est besoin d'une *prédisposition,* c'est-à-dire d'une certaine situation physiologique. Ce qui me frappe, dans une maladie de l'ordre qui m'occupe, c'est que le premier résultat, le résultat capital de la *spontanéité,* quand elle existe, est une altération toute spécifique du fluide nourricier, altération qui éclate dans des pustules *spécifiques.* Ce qui me frappe, c'est que cette altération se reproduit, se régénère, semblable à elle-même, pendant un certain temps, envahit tout, fluides et solides. Qu'est-ce que cela ? C'est l'intoxication spontanée, ou de cause interne. Un poison a été produit, à coup sûr, puisqu'il est transmissible. — D'où je conclus que toute maladie fébrile qui se transmet par voie de contagion ou d'infection n'est pas *une fièvre*, mais bien une *intoxication*. Reste à constater le fait de contagion ou d'infection, ce qui, je ne me le dissimule pas, peut soulever bien des disputes.

107. — Mais si ce fait important manque, ou ne peut décidément être constaté, à quelles considérations faire appel? Dans l'absence d'un pareil *criterium* et des autres motifs de jugement que j'ai proposés, peut-on encore fournir la preuve de l'existence d'un foyer insaisissable, mais actif, extérieur au sujet que l'on observe, d'un foyer, dis-je, d'une cause d'intoxication? Oui; le caractère épidémique d'une maladie, d'un mot l'*épidémisme* peut fournir la preuve en question. — Ce que je viens d'écrire de la contagion et de l'infection me donne le droit de ne consulter l'*épidémisme* que relativement aux maladies qui ne sont ni contagieuses ni infectieuses. Cela restreint le cercle où l'attention doit s'exercer, et rend les motifs de distinction plus rares et plus difficiles à saisir.

Pour s'entendre sur l'*épidémisme*, il faut partir de la division des auteurs, bien qu'elle ne soit point *étiologique*; ce qui, soit dit en passant, la rend provisoire, arbitraire, confuse. Si imparfaite qu'elle soit, elle apporte du moins un peu d'ordre dans un sujet des plus complexes, et peut servir de point de départ pour lever les difficultés qui m'occupent. — Les auteurs nomment *sporadiques* les maladies qui ne frappent que çà et là, et peu d'individus en même temps. Ces maladies contiennent certainement des *fièvres* et des *intoxications*. Mais, comme il s'agit des caractères pathogéniques de l'*épidémisme* ; je n'ai point à me préoccuper des affections sporadiques, même en tant que contenant des *intoxications*. Les mêmes appellent certaines affections des maladies *épidémiques*, par opposition-aux *sporadiques* : ce sont, disent-ils, celles qui témoignent d'une constitution épidémique. Tous les écrivains sont d'accord sur ce point que l'influence des constitutions épidémiques sur les maladies ordinaires est telle qu'elle modifie leur forme, leur marche, leur gravité, leur nature même, et qu'elle leur donne des traits communs qui font sur le champ reconnaître l'intervention d'une cause inconnue que l'on appelle *génie épidémique*.

Il y aurait trois sortes de constitutions épidémiques : la *stationnaire*, la *temporaire ou annuelle*, l'*accidentelle*. — Les deux premières fourniraient surtout ce qu'on nomme les petites épidémies; l'autre donnerait lieu aux grandes. Il y a, je le répète, de l'arbitraire dans cette division, surtout quand elle vise à une signification qui ne peut lui appartenir; quand elle vise à être ce qu'elle n'est pas, *étiologique*. Exemple : quelques-uns croient que la constitution fixe dépend uniquement des habitudes, du régime et des influences que comprend la matière de l'hygiène. — C'est affirmer ce qui est en question. Je leur oppose Sydenham qui présume *que cette sorte de constitution ne provient ni du chaud, ni du froid, ni du sec, ni de l'humide, mais, d'une altération secrète qui s'est faite dans les entrailles de la terre :* ce qui revient à dire que s'il croit savoir d'où elle ne vient pas, il ne sait pas d'où elle vient. Sans doute, il ne le sait pas, non plus que ses adversaires, et voilà pourquoi leurs visées étiologiques sont

inopportunes en tant qu'expression d'une division médicale qui ne peut les comporter. — Monneret, de son
côté, tout en avouant que les causes de la constitution stationnaire sont *insaisissables*, affirme péremp-
toirement qu'elles ne résident pas dans l'air. — Mais,
si elles sont insaisissables, comment savez-vous où elles
ne résident pas ? — Je conclus : que tout ce que présument les auteurs peut être également vrai, en ce
sens que les agents de l'hygiène, les influences secrètes
de la terre, et de nombreux éléments insaisissables,
peuvent, séparés ou conjoints, donner lieu à la constitution épidémique stationnaire. Je ne repousse que
les affirmations exclusives de chaque théoricien, et
particulièrement le dernier trait de Monneret, relatif à
l'absence des causes morbides, dans l'air atmosphé-
rique.

108. — Et maintenant, appuyé sur la division classique, pour déterminer la valeur pathogénique de
l'*épidémisme*, je partirai du type le plus prononcé du
génie épidémique. Occupons-nous d'abord de ce qu'on
nomme la *grande épidémie*, la plus fréquente, celle
qui arrive à des époques indéterminées ; quelles que
soient les conditions individuelles, la constitution saisonnière ou fixe régnante, celle enfin qui sous les noms
d'accidentelle, d'éventuelle, de passagère, d'intermittente, a été définie par Schnurrer dans les termes
suivants : « La grande épidémie est l'époque pendant
laquelle se montrent des maladies qui, dans un temps
déterminé, attaquent à la fois un grand nombre d'individus de la même espèce, vivant dans les mêmes
circonstances, et qui, dans leur marche générale,

représentent un tableau commun et analogue à celui qu'offre la même maladie considérée chez un seul individu, quand elle n'est pas mortelle. » *(Matériaux sur &. Édit.* de Gasc.) — Dans l'épidémie accidentelle, les deux points saillants de *l'épidémisme* sont : 1° le grand nombre des individus atteints ; 2° l'unité de forme des affections. De telle façon, dit Schnurrer, qu'un seul sujet pris au hasard pourrait donner une idée précise de l'épidémie, puisque tous les malades présentent exactement les mêmes particularités. *(Loc. cit.)* Ce dernier trait est forcé, mais ce qu'il y a de vrai, c'est que les rapports de parenté des séries morbides sont tels, dans ces circonstances, qu'il est impossible de nier l'identité du type pathologique, et du *quid* dont il dépend.

Ceci posé, ce qui me frappe, c'est que les maladies fébriles contagieuses et infectieuses, qui relèvent de *l'intoxication,* comme je l'ai montré, sont précisément celles auxquelles s'adapte le mieux la définition de Schnurrer, lorsqu'elles règnent d'une manière épidémique. C'est la variole, la rougeole, et autres maladies dénommées ci-dessus, qui, dans leur marche épidémique, offrent la plus parfaite ressemblance avec la maladie observée sur un seul sujet pris au hasard. D'où l'on induit raisonnablement que les maladies épidémiques qui possèdent les traits de ce type, sauf la propagation par contagion ou infection, qui possèdent, dis-je, sa gravité, son uniformité, dépendent elles aussi d'un toxique venu du dehors ou du dedans. Je ne saurais, autrement, sur un sujet aussi mobile que l'homme, à quoi rattacher ce qu'il y a de fatal dans le développement et la marche de ces affections, quelles que soient les circonstances et les conditions individuelles. Il ressort de la comparaison que l'on peut faire des maladies fébriles décidément *spécifiques* (intoxications) avec celles qui ne le sont pas, que les premières seules possèdent de pareils attributs. Il n'est même pas nécessaire que ces attributs d'invariabilité soient inflexibles, pour que la conclusion en faveur de l'intoxication spécifique ait une base.

109. — A mesure que l'épidémisme s'éloigne de notre type, il perd de sa valeur pathogénique. Adressons cependant aux petites épidémies les questions que nous avons faites aux grandes. Les constitutions *fixes*, et les *annuelles*, comptent-elles des maladies dont les caractères se rapprochent assez des *accidentelles* pour qu'on puisse confondre les unes et les autres dans un même jugement sur leur nature et leur origine ? Je le crois. — La *fixe* peut persister pendant plusieurs années. D'après les auteurs *elle est la cause inconnue qui, pendant un certain temps, soumet à certains caractères communs toutes les maladies qui surgissent chez les habitants d'une ville ou d'une contrée.* Elle peut être inflammatoire, bilieuse, catarrhale, muqueuse, rheumatique, putride, nerveuse, pléthorique, scorbutique. — Personne ne niera, dit Monneret, que sous l'empire de cette constitution, et sans qu'on sache pourquoi, toutes les maladies ont quelque chose de *spécial*, qui ne change rien au siége, et au symptôme de la maladie principale, mais qui y ajoute un élément de plus dont il faut tenir grand compte dans le traitement. *(Compend.* t. 3, p. 362.) — Cet élément quel est-il ? — Monneret, qui tout en tenant

compte de la haute influence des choses de l'hygiène,
recommande de ne pas leur attribuer les phénomènes
de la constitution fixe, *constitution qui change de nature
au bout d'un certain temps; alors même que les éléments
de l'hygiène ne varient pas ;* Monneret, dis-je ; se sert
d'un mot qui me paraît convenir, en général, aux
causes de la constitution fixe, il se sert du mot *spécial.* Les maladies , nous dit-il , ont toutes quelque
chose de *spécial.*

La remarque est juste, mais le terme a plus de
portée que ne lui en accorde le *Compendium;* je serais
presque tenté de l'employer dans le sens du mot
spécifique. Si, en effet, les maladies revêtues de l'aspect
de la constitution fixe régnante, inflammatoire ou
bilieuse, rheumatique ou catarrhale , n'ont pas cette
identité de développement dont use la vraie *spécificité,*
elles ont cependant un cachet particulier, et portent
l'empreinte d'une cause invariable , laquelle , pour
asservir à son action uniforme toutes les individualités
morbides, doit avoir un siége fixe lui-même, permanent ou à peu près, un siége, une *origine,* dans le sens
que j'ai attribué à ce mot, autre que le système mobile
des réactions; tel serait le sang, par exemple , cette
origine des spécificités. — Entre autres , cette constitution inflammatoire épidémique qui fait que toutes les
maladies, chez tous les sujets et sur tous les organes,
revêtent la forme phlegmasique pendant un certain
temps , n'a-t-elle pas quelque chose d'assez fatal pour
qu'on pense à lui appliquer la définition des grandes
épidémies ? Que signale-t-elle à ce titre ? Une cause,
une ou complexe, externe ou interne, qui, si elle ne
produit pas l'*intoxication,* produit du moins une de

ces déviations que je classe à côté des intoxications, sous le nom d'*annexes*.

Si l'on se reporte à la théorie du conflit, aux *origines* des fluxions et à leurs suites différentes, on apercevra vite que le système nerveux, considéré comme *origine*, est, ainsi que je viens l'indiquer, trop mobile pour maintenir, chez tous les sujets, sous l'empire d'une cause quelconque, cette expression une et constante d'une influence morbide, que l'on nomme *constitution inflammatoire*. Le sang seul, d'où que vienne la modification et quelle qu'en soit la nature, peut être l'*origine* accidentelle d'une pareille uniformité de manifestation pathologique.—Voilà pourquoi la constitution fixe inflammatoire, entre autres, me paraît dépendre de l'*intoxication*, ou de ses *annexes*, de l'altération du fluide sanguin par un toxique, ou d'une déviation quelconque de ses éléments constitutifs, qui agit à la manière des intoxications positives. — Pour juger de cette manière chaque constitution épidémique et la classer, quant à son origine, il faudrait l'analyser scrupuleusement à part ; je ne le puis, n'ayant à établir ici que des principes généraux.

Nous sommes, on le voit, sur le terrain des nuances ; déjà l'intoxication spéciale et la déviation se montrent et se confondent plus facilement que l'intoxication *spécifique*, avec *les fièvres*, parce que, comme *les fièvres*, elles affectent bien plus les synergies que la plasticité. Force est de faire appel à de nouveaux moyens de distinction. Il importe cependant de recueillir ce précepte général : *plus une affection épidémique se rapproche de la définition des grandes épidémies, plus la probabilité est grande en faveur d'une altération du fluide nourricier, en tant qu'origine de la maladie.* La constitution, dite putride ou maligne, par exemple, est quelquefois telle qu'elle répond à toutes les exigences de la définition de Schnurrer.

110. — Je serai bref sur les constitutions épidémiques saisonnières qui sont généralement subordonnées aux constitutions fixes et portent l'empreinte de leur cachet. — L'épidémisme *saisonnier* obéit aux principes que je viens d'établir ; c'est en vertu de ces principes qu'il admet, ou exclut l'idée d'une *intoxication*, qu'il admet, ou exclut l'idée d'une *fièvre.* Tient-il, comme le pense Monneret, au retour périodique des saisons, aux vicissitudes de chaud et de froid, enfin à des conditions météorologiques appréciables ? Il y tient sans doute, mais de différentes façons. Aussi l'ordre des *saisonnières* contient-il des *hétérogènes*, en fait d'espèces. Voilà pourquoi je considérais la division classique des épidémies comme provisoire et peu indicative. Un exemple éclaircira la question.

La venue d'une saison chaude peut être la cause du développement d'une épidémie *saisonnière ;* elle peut en être la cause *directe,* par l'action même de la chaleur subite, ou la cause *indirecte* par l'action des miasmes ou effluves que cette même chaleur peut mettre en mouvement. — Prenons un type d'action directe. — Il y a des fièvres éphémères épidémiques, et qui appartiennent évidemment à la catégorie des troubles fonctionnels purs. Quand, à des jours longtemps froids et secs, succèdent des chaleurs subites et molles, par le vent de sud, une turgescence générale, précédée de malaise, se manifeste sur un assez grand

12

nombre d'individus quelquefois. Il y avait dans l'ensemble des fonctions un équilibre ; le rapport des
solides, des liquides, des impondérables, s'était peu
à peu constitué dans le sens de la santé, de la vie, de
la résistance, dans un milieu donné. Qu'arrive-t-il ?
que ce milieu fait place à un autre, que les circonstances extérieures habituelles changent tout-à-coup.
Une nouvelle manière d'être, de vivre, un nouvel
équilibre, doivent être cherchés. C'est ce qui a lieu :
le grand régulateur de la vie, le système nerveux,
recherche l'équilibre brusquement ; c'est une crise,
une fièvre. L'état fébrile est le moyen de transition, de
rééquilibration. — Que si, au contraire, la canicule
est la cause du dégagement ordinaire, ou accidentel, de
miasmes qui donnent lieu à des maladies, le second
mode d'action, l'*indirect*, est manifeste ; non moins
que la présence de l'espèce *intoxication*. Si l'on conserve les divisions classiques des épidémies, qu'on y
introduise au moins des distinctions *étiologiques*, il
serait mieux de ne pas appeler du même nom « saisonnière », des choses si différentes. N'est-il pas vrai
que l'arrivée d'une température chaude et humide
produit aussi bien le développement des varioles que
des fièvres éphémères, des rougeoles que des fièvres
d'accès ? Ne confondons pas, dans ces circonstances,
l'idée de cause *occasionnelle* avec celle de cause *prochaine*; sachons, en vertu de tous les motifs de distinction possibles, déjà posés, ou à intervenir, faire la
part de la saison proprement dite, celle de la *spécialité*
et de la *spécificité*, soit qu'elles viennent du dehors, ou
des forces même de la vie.

De plus amples détails excéderaient mes limites et

la nécessité où je suis de considérer surtout l'*épidémisme* en lui-même, à titre de critère de la distinction à établir entre *les fièvres* et les *intoxications*. S'il résout nettement la question quelquefois, souvent il laisse subsister des doutes et des lacunes ; aussi vais-je demander aux symptômes et aux signes de nouvelles raisons de diagnostic et de classification.

111. — Lorsqu'il est question de symptômes, il faut se souvenir de cette vérité que les plus disparates peuvent être congénères, de même que ceux qui se ressemblent le plus peuvent ne l'être pas. Aussi les classifications établies sur des données purement symptômatiques sont-elles superficielles ; force est de s'en servir, mais faute de mieux. Voyez comme les symptômes peuvent nous égarer sur la nature des maladies et sur les distinctions à faire entre elles. L'intoxication des marais donne lieu à des états morbides avec mouvement fébrile intermittent, avec exacerbation, avec continuité parfaite, à des maladies sans fièvre ou *larvées*. Comment, à ces symptômes disparates, reconnaître l'unité du fond, si l'on n'avait d'autres renseignements ? Quoiqu'il en soit, voyons si les symptômes de l'*intoxication* contiennent quelque chose de fixe à quoi l'on puisse se rattacher, quelques traits caractéristiques de cette importante espèce.

Je remarque d'abord que le tableau symptômatique d'un assez grand nombre d'intoxications à manifestation fébrile, des *spécifiques* en particulier, résiste aux objections du paragraphe qui précède. Ce tableau contient, en effet, un caractère très significatif, dont j'ai déjà parlé en traitant de l'*épidémisme*, et qui, en dehors de l'*épidémisme*, et considéré en lui-même, conserve sa signification. Ce caractère, c'est l'identité des séries, leur invariabilité, d'un mot, la *spécificité*. — Un des points saillants de l'épidémie accidentelle, disais-je, est l'unité de forme des affections ; de telle façon qu'un seul sujet pris au hasard peut donner une idée précise de l'épidémie. Eh bien ! cela peut être également vrai de maladies sporadiques. Telle d'entre ces maladies donne, dans la sphère des symptômes et sans qu'on ait recours aux signes, donne, dis-je, par l'enchaînement, la marche, le rapport, la coordination pour ainsi dire fatale des phénomènes, une idée précise de son espèce, en toute circonstance et quelque soit le traitement. Telle, en ce point, ressemble si complètement aux intoxications reconnues, qu'il est naturel de la considérer comme une intoxication. Je me demande, en effet, pourquoi le fait de *sporadisme* amoindrirait la portée des raisons que j'ai produites, en traitant de l'*épidémisme*, relativement à la fixité des séries ?

M. Trousseau ne me paraît pas avoir bien apprécié l'importance de cette coordination *une* et presque nécessaire des symptômes, quand il oppose la valeur des signes à celle des symptômes. Il nie, bien à tort selon moi, que les symptômes puissent jamais dénoncer la spécificité. « Il y a, dit le professeur, des signes *spécifiques*, non des symptômes spécifiques. » *(Thérapeut.* t. 1. p. 554.) Rien de plus vrai, si l'on prend chaque symptôme en particulier, mais si l'on prend l'ensemble, la coordination de la série, son uniformité, son invariabilité, eu égard à un type, alors on a sous les yeux un tableau symptômatique qui est à coup sûr l'équivalent d'un signe. La collectivité possède encore , dans cette circonstance , une autorité que ses éléments considérés en eux-mêmes et à part , ou réunis par une simple addition, ne possèdent pas. Au reste, l'expérience confirme si souvent, sur ce terrain , ce que l'induction suppose , que je puis poser légitimement cette règle générale : *Plus une maladie sporadique se rapproche d'un type connu, fixe, fatal dans le développement de ses symptômes, plus la probabilité est grande en faveur de l'intoxication.* Que si des intoxications fébriles résistent à cette règle, cela ne l'empêche pas d'avoir sa valeur abstraite. L'absence du tableau symptômatique en question ne démontre pas sans doute l'absence de l'intoxication , mais la présence de ce même tableau atteste celle de l'intoxication , très généralement. Par cela même , le cercle des difficultés du diagnostic se trouve diminué d'autant. J'ajoute que les cas transitoires , que les cas indécis , mixtes , confus , n'affectent nullement l'essence d'une vérité générale que l'expérience pose et dont l'art se sert à ses risques et périls. (§ 91.)

— 112. — Je viens de regarder au rapport, à la collectivité des symptômes, je vais maintenant les considérer en eux-mêmes et à part.— Il faut se souvenir ici que la définition *des fièvres* que j'ai présentée comme le résumé des recherches contemporaines , est particulièrement *symptômatique*, et qu'elle s'applique très bien aux *intoxications* de nature fébrile. Je me demande si elle ne conviendrait pas mieux aux intoxications, à certaines intoxications, qu'aux fièvres proprement dites ? Il est un point de cette définition, celui *des phénomènes avant-coureurs annonçant qu'un travail pathogénique se prépare et agit sur l'économie entière*, qui rappelle à mon esprit un grand nombre d'intoxications spécifiques, quelques *spéciales* et des *annexes* de l'intoxication. Il n'y rappelle point au contraire ces maladies dont l'essence est un trouble fonctionnel pur. En général, elles débutent brusquement et ne peuvent être confondues qu'avec les quelques intoxications qui, elles aussi, débutent tantôt par des phénomènes généraux avant-coureurs (prodrômes), tantôt brusquement, si l'intoxication est intense. C'est ainsi qu'une fièvre d'accès non marémétique, une vraie *fièvre*, peut être prise pour une fièvre d'accès marémétique, pour une intoxication. Mais, en attendant, quand on remarque cette préparation morbide, qui est l'apanage des varioles, des scarlatines, des rougeoles, des suettes, des typhoïdes, des typhus, des grippes épidémiques, de certaines grippes sporadiques, etc.; on peut être en général assuré qu'elle est le signe de l'intoxication, ou d'une de ses annexes. Si les malaises généraux précurseurs d'un mouvement fébrile *essentiel* peuvent être confondus avec le travail pathogénique préparateur en question, cela n'apporte qu'une difficulté, qu'une exception à la règle. Distinguer un malaise général *essentiel*, d'une véritable *incubation ou travail pathogénique préparateur*, est une affaire de tact et d'habitude qui s'apprend au lit du malade et ne s'enseigne pas. (§ 94.)

Quant au principal de la définition des fièvres, qui est inclus dans ces termes : *absence de lésion locale primitive, généralité primordiale des phénomènes, persistance de cette généralité*, il sépare convenablement les fièvres des phlegmasies, mais non les fièvres des intoxications. Les auteurs appliquent indistinctement la définition aux deux espèces ; cela est naturel puisqu'ils les confondent. Cependant, en y regardant de près, on voit qu'elle convient mieux aux intoxications qu'aux fièvres. On peut affirmer, en effet, que dans les intoxications fébriles reconnues, spécifiques ou spéciales, cette généralité primordiale est, qu'on me passe l'expression, plus générale et plus primordiale que dans les fièvres. Dans celles-ci, nous l'avons remarqué, le trouble fonctionnel peut être en quelque sorte localisé (§ 96), et ainsi rapporté, en tant que trouble fonctionnel, à un organe, ou à un appareil, ce qui n'a pas lieu, du moins primordialement, dans les intoxications.

Mais ici, nous devons l'avouer, la difficulté est grande, car, dans les dérangements fonctionnels purs, l'irradiation morbide, la *généralisation* morbide, qu'on me passe le terme, du trouble de la fonction d'un organe, ou d'un appareil, est bien souvent si prompte, si vive, qu'elle enveloppe et masque son point de départ. Aussi l'œil exercé peut-il seul tirer parti, pour le diagnotic, de telles nuances. D'autant que, dans les intoxications avec lesquelles les fièvres peuvent être confondues, la généralité des phénomènes est souvent un fait contemporain, ou à peu près, de troubles fonctionnels locaux, tels que le vomissement, le délire. Cependant, lorsqu'on met en présence des types connus des deux espèces, on comprend qu'il y a un motif de distinction utile dans les remarques du paragraphe précédent.

On peut affirmer, d'autre part, quand on compare

les uns aux autres des exemplaires connus des deux
espèces, que ce passage de la définition : *persistance
de la généralité des phénomènes,* est surtout applicable
à l'intoxication. Cela se comprend : nous avons vu,
après avoir traité des *origines,* qu'une cause humorale, qu'une cause qui s'incorpore pour ainsi dire aux
phénomènes, est évidemment une toute autre raison
de généralité et de persistance, qu'une cause dont l'action ne s'exerce qu'à la surface, et qui met seulement
en mouvement les propriétés vitales. Aussi, cette coction soutenue des vieux auteurs qui se lie étroitement
à la persistance de la généralité des symptômes et à
des crises soutenues elles-mêmes, est-elle, en fait, le
cachet de nombre d'*intoxications,* ou *annexes,* et, par
conséquent, un motif général de diagnostiquer une
fièvre plutôt qu'une intoxication. — Encore un coup,
les difficultés et les exceptions ne détruisent point nos
règles générales ; elles aussi, comme les éléments du
quaternaire et comme les symptômes, tirent une nouvelle valeur, une nouvelle signification de leur collectivité.

113. — Occupons-nous des *signes ;* car l'étude
abstraite des symptômes est épuisée. Pour attaquer
avec quelque profit le détail de la symptômatologie,
il faudrait étudier à part chaque individualité morbide,
ce qui ne remplit pas mon but. La même raison me
rendra bref, en ce qui concerne les signes en général. — Les phénomènes morbides appelés signes qui
me paraissent capables de différencier les *intoxications*
et *annexes* des fièvres, sont surtout ces déterminations,
ces localisations morbides secondaires, qui suivent les

symptômes généraux, et que l'on remarque sur la peau,
sur la muqueuse des voies digestives, ou sur un organe.
Ces localisations caractérisent certaines intoxications
d'une manière telle, par la fixité de leur forme et de
leur siége, ou seulement de leur siége, et par la durée
ou tenue constante de leur évolution, qu'on est disposé
à en faire, analogiquement, le caractère particulier
des intoxications.

Voyez d'abord, quant à ce qui concerne la fixité
du siége et de la forme, les principales *spécificités*
connues, la variole, la scarlatine, la rougeole ; n'ont
elles pas de ces déterminations morbides qui signent
leur nom ? Et n'y-a-t-il pas là une analogie à recueillir ?
Mais voyez, en même temps, combien le caractère de
persistance, de durée, de fatalité d'évolution du travail local, en toute circonstance, ajoute d'intérêt à sa
signification ? L'urticaire, lui aussi, a un siège et une
forme fixes, ou à peu près, mais il est passager, mobile, comme l'innervation elle-même, dont il dépend
en une forte mesure, selon toute probabilité. Vous le
voyez, avec certaines *Éphémères*, survenir aux changements de saison, ou à la suite de quelque émotion
morale, et n'affecter la plasticité qu'à la surface. —
Quoi qu'il en soit, sur le tégument externe comme
sur le tégument interne, l'identité de forme et de siége
d'une détermination, jointe à la durée et à la fatalité d'é-
volution morbide de ses phénomènes, est quelque chose
de trop constant, dans des intoxications nombreuses et
manifestes, pour qu'on n'en fasse pas un *criterium* de
l'intoxication. D'où ce précepte général : *Plus une détermination morbide à forme et à siége fixes, est fixe,
constante, dans son siége, sa forme et son évolution, plus*

la probabilité est grande en faveur de l'intoxication.

Mais quand la détermination se fait sur un organe, dans une cavité, son aspect ne peut plus être interrogé. Alors l'invariabilité de sa prédilection pour ledit organe, jointe à sa persistance, à son rapport intime, et de subordination avec la maladie générale, fait toute sa valeur. — A cette occasion, je fais appel à une observation qui m'est personnelle. Les transitions, à la Rochelle où j'exerce, sont excessivement brusques aux mois de mars et d'avril. Ce n'est pas encore la saison des fièvres, parce que ce n'est pas celle des effluves marémétiques. Mais on remarque quelques fièvres d'accès, contre lesquelles l'hygiène et l'expectation sont le meilleur remède. Or voici ce que j'ai vu, chez un assez grand nombre de sujets examinés scrupuleusement. Dans ces fièvres de premier printemps, la détermination morbide sur la rate manque absolument. Pourquoi ? Parce que ce sont bien là des *fièvres* et non des *intoxications.* Dès que la canicule se prononce, dès que l'intoxication paludéenne sévit, la rate, dans nos fièvres d'accès, exprime invariablement la nature de la maladie. — En tout état de cause, l'emploi des remèdes, ainsi que je l'ai déjà fait ressortir, l'action de certains toxiques que l'on retrouve dans les sécrétions, montrent quelle importance on doit attacher aux déterminations fixes et stables sur un organe donné, dans des circonstances données. Il y a à cela des exceptions, je n'en disconviens pas, il y a des toxiques qui localisent indifféremment ici ou là, selon la sensibilité de tel ou tel, mais je n'ai point prétendu que toute difficulté pût être levée, toute confusion évitée.

114. — En fait de *signes* dignes d'intérêt pour le but que je poursuis, je n'ai plus à invoquer que les signes qu'on tire des différents état du sang et de l'efficacité des remèdes spécifiques. Pour ce qui regarde les premiers, je dirai que les travaux de nos contemporains leur ont donné une telle importance, qu'il est indispensable de les analyser à part. C'est ce que je compte faire avant de clore ce chapitre, et dès que j'aurai éclairci l'idée de phlegmasie mise en regard de celles dont je viens de m'occuper. L'étude des différents états du sang sera d'autant mieux placée à l'endroit que je lui assigne, que son résultat le plus important aujourd'hui consiste dans la distinction catégorique qu'elle permet d'établir, dit-on, entre les *phlegmasies* et *les fièvres*.

Je ne dirai qu'un mot de l'efficacité des remèdes spécifiques, en tant que *signe*; c'est un excellent *criterium* de la *spécialité* comme de la *spécificité*. Il n'est point absolu, mais, rapproché d'autres critères, il tend à le devenir. J'ajoute que si un spécifique amende du même coup un état général exprimé par des symptômes, et un état local exprimé par une *détermination*, il acquiert une signification très sérieuse. Pourquoi? Parce qu'il découvre le lien intime qui unit le général au particulier, l'ensemble de la maladie à la localisation, lien qui lui-même suppose très généralement, lorsque la localisation est subordonnée, la spécificité ou la spécialité, l'intoxication ou l'une de ses annexes.

Je me borne à ces considérations sommaires sur les moyens de découvrir l'intoxication, quand elle se cache sous des phénomènes qui peuvent la faire con-

fondre avec d'autres espèces, et quand le toxique
n'est pas directement appréciable aux sens, soit dans
les solides, soit dans les liquides, soit dans les ex-
crétions, soit dans les sécrétions. Je n'ai pas besoin
d'ajouter que si l'on réunit en un seul faisceau les
moyens séméiologiques que j'ai présentés, que si l'on
s'applique non-seulement à les grouper, mais à les
interpréter sans prévention, ainsi réunis, on juge
beaucoup mieux de la vraie signification des symptômes particuliers, et l'on voit le domaine de l'*intoxication* s'agrandir, au détriment de celui des *phlegmasies* et *des fièvres.* Cette vérité deviendra frappante,
lorsque j'aurai achevé l'analyse du troisième terme,
éclairci et comparé aux autres notions, la notion de
phlegmasie.

115.—DES PHLEGMASIES.—Je ferai pour les *phlegmasies* ce que j'ai fait pour mes deux autres espèces,
j'en présenterai les traits les plus distinctifs. Il faut
avant tout se pénétrer de la définition des phlegmasies. *On appelle de ce nom, disais-je, des maladies
qui se distinguent par la primitivité du travail local,
la généralité, la continuité des symptômes que ce travail provoque et domine, et par une altération du sang
qui consiste dans une rupture d'équilibre entre les globules et la fibrine, au profit de l'élément fibrineux.* —
Il suit de là qu'une phlegmasie serait comme l'antithèse de ce que nos auteurs nomment une fièvre.

Une phlegmasie est une maladie complète, comme
dit M. Trousseau, une synergie, affectant à la fois la
névrosité et la plasticité. Aussi, tandis que nous ne
pouvions juger, au commencement de ce livre, l'in-

flammation en général que sur les éléments du quaternaire, nous jugerons l'inflammation qui mérite le nom de *phlegmasie*, non-seulement sur ces éléments, lorsqu'ils sont saisissables, mais encore sur des symptômes généraux, réactionnels, et sur les signes tirés du sang. Je n'ai rien à ajouter à ce que j'ai dit du quaternaire symptomatique considéré en lui-même, dans mes premiers chapitres, et surtout dans le huitième ; comme les phlegmasies s'exercent généralement dans les profondeurs des organes, il est rare qu'on fasse servir à leur diagnostic les quatre signes réunis. En tout cas, je fais appel aux considérations détaillées que j'ai présentées à cet égard ; je prie qu'on veuille s'y reporter, me réservant de préciser, si besoin est, les points qui s'appliquent à ma thèse.

La question délicate, la vraie difficulté, se pose dans les mêmes termes qu'au commencement de ce livre, et se résout de la même façon. La phlegmasie est certainement, comme l'inflammation, assez semblable à elle-même, *in abstracto*, pour faire espèce (§ 87 *et suiv.*) ; mais, *in concreto*, quand y a-t-il une phlegmasie ? Comme l'inflammation, la phlegmasie entre en rapport intime avec d'autres maladies auxquelles même elle passe par gradation. (Vogel.) Elle entre en rapport avec des fièvres, des intoxications, des spécialités, des spécificités diverses, et réciproquement : d'où la difficulté de savoir, le cas échéant, si elle est encore assez semblable à elle-même pour dénommer l'affection ; de savoir si elle est le principal, ou l'accessoire, et, dans ce dernier cas, si elle est un élément *intégrant* de la maladie mère, ou une complication ?

116. — Pour éclaircir ces difficultés, il faut d'abord se souvenir que toute phlegmasie est précédée d'une fluxion ; puis demander des renseignements à l'étude que nous avons faite, au point de vue de la théorie du conflit , de la fluxion , de la congestion , et de leurs différentes origines. — Quant à ce qui regarde la fluxion, j'ai prouvé amplement, dans le sixième chapitre , par voie d'affirmation et de négation , de démonstration directe et de critique , que toute fluxion active se résout en un changement de rapport entre les solides et le fluide nourricier. Cette théorie vitaliste , bien comprise, explique un plus grand nombre de faits et les explique mieux que celle de la contraction des petits vaisseaux (irritation), de leur relâchement *(laxum)*, et de l'encombrement , de M. Dubois (d'Amiens) (mécanisme) : je l'ai nommée théorie de l'attraction, ou du conflit. Il est indispensable d'avoir présents à l'esprit les détails dans lesquels j'ai du entrer sur le conflit des nerfs des deux ordres , du sang et des nerfs, et sur les conséquences de ce conflit.

La cause essentielle ou productive de la fluxion , l'attraction, étant dégagée, j'ai du aborder le chapitre intéressant des *origines* de la fluxion, qui, sauf explications et réserves , sont généralement responsables de ses suites. Il le fallait , pour essayer de distinguer l'hypérémie de la phlogose, l'une et l'autre de la spécificité : on sait quelles difficultés se sont présentées , quelle conclusion abstraite j'ai proposée , et à quelle double méthode j'ai fait appel , pour arriver , en pratique, à une solution. (§ 87, 91.) C'est, en définitive, de la connaissance que l'on a du *conflit,* des *sensibilités spéciales* , des *origines* , des *causes* de la fluxion , des limites qu'il est convenable d'opposer aux conclusions absolues que semble contenir le point de vue étiologique , c'est de cette connaissance complexe , dis-je , que doit découler le jugement que l'on porte sur ce qu'une fluxion enveloppe , de l'hyperémie ou de la phlogose, de la phlogose ou de la spécificité , et ainsi de suite. Voilà qui est bien convenu, et si j'ai fait intervenir avec fruit la considération de ces divers éléments, pour séparer , au point de vue le plus général , l'inflammation de ce qui n'est pas elle , je dois pouvoir user des mêmes motifs , pour obtenir, dans un ordre morbide plus considérable , celui des *phlegmasies , des* distinctions pareilles , mais d'une tout autre portée pratique. Je dis d'une tout autre portée pratique, car, entre autres, ce point délicat de médecine: *différencier les éléments directs ou intégrants d'une maladie, de ses complications,* ne peut manquer de se poser.

117. — Je prends des types à peu près pareils à ceux sur lesquels j'ai déjà raisonné ; j'aurai, pour arriver à mon but , de nouveaux *critères*, de nouveaux moyens d'éclaircissement. — Au lieu d'une coupure de peu d'importance, sur un homme sain, je suppose une contusion violente d'une grosse articulation ; après la contusion, la série inflammatoire se manifeste, dans l'ordre accoutumé , depuis l'accélération jusqu'à la stase ; jusqu'à l'exsudation du plasma , jusqu'aux terminaisons de la phlogose. Le travail local primitif produit, développe, entretient une réaction générale, la fièvre, et quelque chose de plus sans doute , *un état général*, et fait monter le chiffre de la fibrine du

sang. — La *cause* est traumatique , *l'origine* de la fluxion est le système nerveux sensitif ; et il n'y a pas , le cas échéant , de *sensibilité spéciale* en jeu. Aussi , peut-on affirmer que le premier mouvement fluxionnaire enveloppait l'inflammation , et que c'est non seulement à l'inflammation , mais à une *phleg-masie* de la classe que l'on a affaire. Cette dernière conclusion se tire bien plutôt de la considération de la cause, et de l'origine de la fluxion, que des symptômes réactionnels et de l'élévation du chiffre de la fibrine du sang. N'anticipons pas.

Autre type : le virus variolique est introduit sous l'épiderme ; *une fièvre* , je veux dire *la fièvre* est le symptôme de cette *intoxication* ; je ne décris pas la maladie. Outre la grande fluxion spécifique vers la périphérie, plusieurs déterminations morbides se manifestent sur les viscères abdominaux , sur le poumon et ailleurs. La cause connue de la maladie, l'ordre des prodrômes et des symptômes, le signe pathognomonique de la peau, l'état du sang, tout dénonce une maladie primordialement générale, une *intoxication*. Plus tard, diverses circonstances prouvent qu'un travail phlegmasique affecte le tissu pulmonaire. Nous savons d'avance que l'intoxication virulente , que la *spécificité* est le fond , le principal; que l'inflammation pustuleuse de la peau est un produit direct, *intégrant* de la maladie spécifique , en d'autres termes une *spécificité-phlegmasique* ; qu'enfin la pneumonite est ce qu'on a l'habitude d'appeler une *complication*, une phlegmasie compliquant une fièvre. D'où il suit , quant à *l'origine* , qu'elle incombe au sang altéré : je rappelle à cet égard l'explication que j'ai donnée de *l'origine* de l'hypérémie active , lorsqu'elle est le résultat de l'intoxication. (§ 68.)

Troisième type : une fièvre éphémère se développe aux molles et soudaines chaleurs du printemps; la cause occasionnelle est le brusque changement de saison ; l'origine de la maladie est , ou mieux peut être le système nervéux. Il s'agit , on le voit , d'une vraie fièvre essentielle ayant ses racines dans l'innervation. (§ 96.) Les symptômes et l'état du sang témoignent également *d'une fièvre*. Mais , tout-à-coup , la scène change , une crise s'opère , elle porte sur un organe avec trop de vivacité, elle amène un travail local qui prend son rôle dans la série , modifie les réactions , le sang , &ᵃ. Voilà cette fois , si je ne me trompe , une véritable complication phlegmasique. — Raisonnons sur ces types , en les comparant à certains égards ; il est temps de toucher aux questions fondamentales qui font l'objet de ce livre.

118. — Le travail local primitif du premier exemple est une *phlegmasie* à coup sûr ; c'est lui qui forme et domine la maladie , qui dénomme par conséquent l'espèce. Je n'ai rien à en dire, si non qu'il peut, lui aussi , ultérieurement, engendrer une autre espèce, être, par exemple , la cause d'une résorption purulente , d'une intoxication , qui , à son tour, aura des déterminations morbides , et ainsi de suite. Ce n'est pas là ce qui doit , pour le moment , me préoccuper. — La détermination morbide sur la peau , du second exemple, dépend, on le sait, d'un état général antérieur et supérieur ; cette détermination est ce que j'ai appelé une *spécificité-phlegmasique*. Ici , en

13

effet, ce n'est pas la *phlegmasie* qui fait l'espèce. —
Et maintenant, sans sortir du second exemple, que
devons-nous penser du travail local qui s'exerce sur
le tissu pulmonaire, d'où que vienne ce travail, soit
de l'altération spécifique du sang, soit du mouvement fébrile, soit d'ailleurs ? Que devons-nous en
penser, dis-je, alors même qu'il ramènerait vers son
type ordinaire le chiffre de la fibrine d'abord abaissé,
alors même qu'il élèverait le chiffre de l'élément fibrineux ? Avons-nous affaire à quelque chose de pareil,
en nature, à la *détermination* morbide périphérique ;
ou bien à quelque chose de semblable au travail
phlegmasique local du premier exemple ? Est-ce, en
un mot, une *spécificité-phlegmasique*, élément intégrant de la maladie générale, ou une phlegmasie
véritable, compliquant *l'intoxication* et ses conséquences, que nous avons sous les yeux ? Voilà le point
difficile, la vraie question de pathogénie à résoudre,
question à laquelle on ne fait guère attention dans
les écrits contemporains.

Quant à moi, je n'hésite point à croire qu'il y a,
très généralement, dans les cas de cette sorte, *de
l'inflammation*, non une *phlegmasie* de la classe. La
fibrine en excès, je le prouverai dans un instant, ne
témoigne que de la présence d'un travail local, non
de sa signification pathogénique. Il faut se souvenir, à
cet égard, de ce qui a été dit des espèces mixtes, et
de cette sorte d'incorporation de certaines causes hu-
morales, qui, tandisque les agents traumatiques et
autres n'agissent que sur les propriétés vitales, suivent, elles, le sang de la fluxion, accompagnent ses
molécules, participent à ses transformations, en leur

imprimant une allure particulière , *spécifique.* Au quel cas , la question de classification se pose en ces termes : quel est l'élément principal? s'agit-il d'une *phlegmasie , d'une spécialité-phlegmasique, ou d'une spécificité-phlegmasique ?* Force est de la résoudre , comme je l'ai indiqué, mais sans se dissimuler que, du moment qu'il s'agit d'un mixte, il y aura lacune dans la solution à intervenir. L'art heureusement , nous l'avons vu, vient au secours de la doctrine et de là classification. (§ 94)

Quoiqu'il en soit, qui oserait prétendre , à propos d'une pneumonie varioleuse, fut-elle même le résultat du mouvement fébrile , ou de tout autre élément accidentel , que ce même sang altéré dont on reconnaît, du côté de la périphérie , l'action considérable et spécifique, à des signes importants, perd ses attributs *spécifiques* dans les capillaires du poumon ? Comment le fluide générateur des pustules varioliques n'imprimerait aucune allure particulière aux autres déterminations locales ? C'est ce qu'il n'est pas permis de supposer. La non constance de la détermination sur le poumon, qu'on invoque, par opposition à la constance des pustules, ne prouve nullement contre la *spécificité* de la pneumonie , contre sa subordination essentielle au génie morbide principal. Est-ce que la non-constance du frisson, dans les fièvres marémétiques, empêche le frisson d'être, lorsqu'il existe, un des phénomènes *intégrants* de la fièvre de marais ? Aussi, dans la variole, une pneumonie fausse, bâtarde , lobulaire, se présentant, je n'hésiterai point à lui refuser le nom de *phlegmasie,* le titre de *complication,* à la considérer comme une production directe et comme un

des phénomènes intégrants de la maladie principale.
Alors même que la pneumonie affecterait dans sa
marche une certaine vivacité, je ne cesserais de la
subordonner au principal et de lui dénier le droit de
faire espèce. C'est dans de telles circonstances que la
maladie est dans l'affection, et que si on les distingue
encore, c'est nominalement pour ainsi dire.

Je conclûrai en ces termes, d'une manière abstraite, relativement à tout travail local, de nature
phlegmasique, analogue à celui dont il vient d'être fait
mention : de deux choses l'une ; ou bien, même en
accélérant le mouvement fébrile, même en élevant
le chiffre de la fibrine, le travail local est asservi à
un élément spécial ou spécifique; dès-lors il y a seulement *de l'inflammation* dans une *intoxication* qui doit
être le point de mire du classificateur et du praticien ;
ou bien, le travail local est assez indépendant et assez
semblable au type pur de la phlogose, pour faire
espèce ; dès lors, il acquiert le droit d'avoir un nom
d'espèce, de s'appeler *phlegmasie,* ou mieux *compli-*
cation phlegmasique, sans qu'il soit permis pourtant,
en pratique, d'oublier la complexité du cas. Le dirai-
je? Trompé par ce qui frappe d'abord ses yeux, le
médecin est trop disposé à croire à l'indépendance des
faits qu'il nomme *complications,* ce qui signifie qu'il est
trop prodigue de ce terme. Cette erreur efface de
l'esprit du praticien l'idée d'une expectation prudente
et judicieuse, celle de l'emploi des spécifiques, l'idée
en un mot des indications qu'on tire des choses générales et éloignées, plutôt que des choses prochaines et
locales. Les hommes de l'école sensualiste, par une
habitude de méthode, se laissent trop attirer par les

localisations, et oublient le reste ; les hommes de l'école opposée tombent dans un autre excès, et, pour trop penser au général, laissent quelquefois la réalité pour l'abstraction, la proie pour l'ombre.

Le troisième type me fournit un modèle de véritable et franche *complication*. Cette complication provient d'une fièvre, mais n'a pas à proprement parler ses racines dans une fièvre ; aucun lien direct et persistant ne réunit, dans ce cas, la fièvre et la détermination. Le conflit d'où procède le travail local est accidentel. Rien de la cause de la fièvre, qui n'a porté que sur les propriétés vitales, n'existe dans le rapport anormal et local du parenchyme et du sang ; rien de cette cause ne s'incorpore aux formations nouvelles, s'il y en a ; toute idée enfin de *spécialité* comme de *spécificité* est éloignée. Qu'observe-t-on ? Une maladie dans une maladie, *une phlegmasie* dans *une fièvre*, si le travail local est assez étendu pour mériter le nom de phlegmasie. S'il ne l'est pas assez, s'il ne produit, par lui-même, aucune réaction, aucune altération des éléments constitutifs du sang, on a seulement sous les yeux *de l'inflammation* dans une fièvre. Or, ce résultat est tout autre, pour la science et pour l'art, que celui de tout à l'heure, savoir une *spécificité–phlegmasique* dans une *intoxication*.

119. — Je remarque que les restrictions que j'ai apportées, dans le chapitre précédent, aux conclusions qui se tirent du point de vue étiologique trouvent, dans les divers cas dont je viens de m'occuper, leur application. Elles la trouvent même dans une maladie de l'ordre de notre troisième type. Par exemple, une

vraie fièvre essentielle peut, alors que le conflit local s'établit sous son influence , non seulement le maintenir , en continuant d'agir , et ainsi le subordonner mais encore trouver un sang tel , bien que non positivement *intoxiqué* ; un parenchyme tel que la détermination locale revête , et par sa ténacité et par d'autres signes , une allure *spéciale*. — N'en va-t-il point ainsi dans ces rhumatismes articulaires que nos pères nommaient *fièvres rhumatismales* ? — Et alors même que les symptômes locaux , très saillants , semblent avoir plus d'importance que le fond auquel ils se rattachent, alors même qu'ils effacent, masquent leur *origine* , et paraissent ainsi la dominer, ne peut-il pas se faire qu'ils soient en réalité sous sa dépendance ? Oui, cela peut être et cela est ; l'analyse que je présenterai de certaines individualités morbides le prouvera. De même que les *spécificités phlegmasiques*, des *déterminations* de cette espèce ne sont pas des *complications*, mais des éléments intégrants du fond. En pareil cas , quelque soit l'aspect du sang et le chiffre de sa fibrine , j'avouerai qu'il y a *de l'inflammation*, je nierai qu'il y ait *une phlegmasie*. — En résumé , les localisations subordonnées à un élément supérieur peuvent se diviser en *spéciales* , *spécifiques* et *franches* ; les deux premières peuvent contenir des déterminations auxquelles la dénomination de *pseudo=franches* conviendrait.

120. — Jusqu'à présent, j'ai raisonné , quant à ce qui concerne le travail phlegmasique local et la signification et le nom qu'il doit prendre , sur des faits d'avance connus, sur un thème fait , non sans ren-

contrer des difficultés sérieuses. Mais si la nature pose
elle-même les questions , s'il faut demander aux
symptômes et aux signes , la cause , l'origine et le
nom de la maladie, ses résultats probables et des indications thérapeutiques, les difficultés se multiplient.
Force est de distinguer cependant , la question étant
posée de cette manière, les *phlegmasies* des *fièvres* et
des *intoxications*.

Quand y a-t-il réellement *primitivité du travail
local, et persistance des symptômes généraux que ce
travail provoque et domine?* — Je me borne à demander
quand ces deux caractères différentiels existent; car
le troisième de la définition ; *la rupture d'équilibre entre
les globules et la fibrine,* n'est point pathogénique, et
s'observe aussi bien quand il y a simplement *de l'inflammation,* même spéciale , ou spécifique ; que lorsqu'il existe une vraie complication phlegmasique ; ou
une phlegmasie. — La réponse à la question ci-dessus
posée doit se faire sous la lumière des considérations
détaillées dans lesquelles j'ai dû entrer, pour caractériser les intoxications et les fièvres. Il est clair que
tout ce qui concourt à affirmer les deux premières
espèces , nie la troisième. La distinction cherchée
est donc obtenue , autant que faire se peut , obtenue ,
dis-je, d'avance, par voie de négation ; et il ne me
reste en vérité que peu de chose à en dire. Quels
sont les faits cependant qui affirment directement *une
phlegmasie,* qui dénoncent la primitivité du travail
local, et la subordination persistante des phénomènes
généraux à ce travail?

En supposant que l'on sache déjà, sur le témoignage
du sang, que l'ordre de pure congestion, d'hypérémie,

a été dépassé, et qu'il s'agit réellement de phlogose, il faut encore savoir ce que c'est que cette phlogose. Les symptômes ont à nous renseigner sur ces points : y.a-t-il *phlegmasie* proprement dite, ou complication phlegmasique, ou travail local d'une nature quelconque, subordonné, lié à un élément supérieur? Quand je pense que d'après des auteurs contemporains recommandables (M. Littré, dans le *Dictionnaire de médecine; Monneret* dans le *Compendium)*, quand je pense, dis-je, que *le développement même simultané des symptômes et de la lésion locale est un des traits de l'espèce fièvre, (Compend., t. 4, p. 27.)* il me paraît bien difficile de débrouiller, dans nombre de circonstances, la génération des phénomènes, l'ordre sériel, et de pouvoir prétendre légitimement, que la série procède du général au particulier, plutôt que du particulier au général. Cependant, par opposition à ce que j'ai écrit, en traitant de l'intoxication, j'affirmerai que plus le travail pathogénique préparateur fait défaut, que plus l'explosion du travail local est prompte, nettement déterminée, que plus ce travail asservit les phénomènes généraux à son empire, persiste à les asservir, que plus il est capable de surfibriner le sang, et surtout (qu'on me pardonne cette excursion hors de la sphère où je raisonne) de s'amender franchement sous la saignée et les anti-phlogistiques, plus ce travail est caractéristique d'une *phlegmasie*. La saignée, soit dit en passant, est le *criterium* d'une phlegmasie, au même titre qu'un remède spécifique est le *criterium* d'une intoxication.

Qu'on y prenne garde, toutefois, de même que dans les fièvres proprement dites, l'irradiation, la généralisation rapide du trouble fonctionnel d'un organe, ou d'un appareil masque le point de départ de la série (§ 112); de même, dans certains cas de maladie générale (fièvres ou intoxications), la prompte concentration, sur un point donné, du travail morbide, l'importance que cette localisation acquiert, *de visu*, aux dépends du reste, effacent, masquent la généralité primordiale et trompent l'observateur sur la nature de l'espèce qu'il a devant lui, c'est-à-dire sur le point de pathogénie. Ce sont là de ces déterminations que j'appelais tout-à-l'heure *pseudo-franches*.— Voilà ce que peuvent dire les symptômes de la *phlegmasie*; passons aux signes.

121. — Les signes se tirent, dans l'espèce, de l'organe même, ou de l'état du sang. Ceux qui se tirent de l'organe même sont visibles, ou invisibles. Les signes visibles sont généralement ceux du quaternaire; je n'ai rien à ajouter à ce que j'en ai dit. Les signes invisibles appartiennent à l'oreille et au toucher; l'oreille a, comme on sait, l'auscultation et le résultat de la percussion; le toucher a la palpation. Mais ces renseignements ne fournissent rien d'étiologique, rien qui puisse nous éclairer sur la nature des affections. Exemple : je trouve dans mes notes des observations relatives à une épidémie de rougeoles avec pneumonies, qui sévissait à Thionville pendant l'hiver de 1841. Les pneumonies bien qu'offrant au début une certaine acuité, étaient tenaces, fatales dans leur développement, intimement unies aux phases de la rougeole. Elles résistaient aux moyens anti-phlogistiques que l'un de mes confrères civils employait,

dans sa pratique, avec profusion, s'aggravaient même sous l'empire de la saignée dont il usait, et guérissaient à merveille par la chaleur du lit, les diaphorétiques, quelques révulsifs, quelques purgations finales. Je me demande si ce sont là des *phlegmasies* de la classe?

Et je réponds : que de pareilles déterminations morbides sont évidemment trop subordonnées à l'élément général antérieur et supérieur, pour prendre un nom d'espèce; que ce sont de simples phénomènes, des phénomènes intégrants d'une *intoxication,* c'est-à-dire faisant partie de l'histoire d'une intoxication. Je ne nie pas qu'il y ait, le cas échéant, *de l'inflammation,* je nie l'espèce *phlegmasie.* Il y a plus, je nie que ces pneumonies, si intimement associées aux phases et à l'essence même de la rougeole, qui prennent une marche grave quand elle disparaît trop tôt, qui se calment lorsque l'éruption se montre de nouveau, qui dépendent directement enfin de l'altération spécifique du sang, soient assez semblables au type de la phlogose pour mériter le nom de *complications phlegmasiques.* Ce sont de véritables *spécificités-phlegmasiques intégrantes,* si je puis m'exprimer ainsi. — Quelle était donc alors la valeur pathogénique des signes, du râle crépitant, de la matité, des éléments du quaternaire ? Cette valeur, en pathogénie, était nulle : les signes fournissaient un renseignement important, mais nullement pathogénique, ils annonçaient, purement et simplement, la présence d'un travail local. — J'arrive enfin aux signes tirés des différents états du sang, signes que je dois considérer à part, ainsi que je l'ai annoncé, relativement aux fièvres, aux intoxications et aux phlegmasies.

122. — Je n'ai point à résumer ici les travaux contemporains sur l'hématologie ; mon seul but est de m'efforcer d'en extraire les caractères distinctifs des espèces dont je m'occupe, les renseignements étiologiques qui peuvent servir à fonder une classification. L'étiologie, en effet, et la classification qui en ressort, donnent seules de bonnes indications pratiques. Mais, ou je me trompe fort, ou les travaux des hématologistes ne sont pas aussi féconds, à ce point de vue, que quelques-uns le croient. Aussi, de plus prudents ne les interprètent-ils qu'avec timidité, sans refuser de leur accorder une certaine signification pathogénique, qu'ils sont loin d'avoir à mon avis. A ce propos, je reproche à nos pathologistes de vouloir amoindrir la portée de travaux antérieurs, et de considérations d'un certain ordre, qui, relativement à la signification de séries morbides importantes, priment incontestablement les éclaircissements fournis par l'analyse du sang, et font échec aux conclusions qu'on en a tirées.

Par exemple, je reproche à M. Andral les lignes suivantes des premières pages de son remarquable essai d'hématologie pathologique : « A quoi servira-t-il de déduire, par le raisonnement, l'existence des altérations du sang et leur rôle dans les maladies, de la considération des *causes* et des symptômes de ces dernières? Sans doute, il y a là de très bons arguments à faire ressortir ; mais ils ne peuvent conduire qu'à de simples probabilités, ou bien l'on en reste ainsi à des notions tellement *incomplètes* qu'elles sont le plus souvent *inutiles et quelquefois même dangereuses.* C'est ainsi qu'on a conclu que le sang devait s'altérer, et que cette altération devait être le point de départ de la

maladie, lorsque celle-ci reconnaît pour cause l'absorption d'un miasme, d'un virus, d'un poison. Mais
ce n'est là qu'une présomption ; et on peut aussi admettre que le sang, dans des cas de ce genre, a servi
de véhicule à l'agent délétère qui l'a traversé, sans
l'altérer, pour aller plus ou moins rapidement s'attaquer aux seuls solides. » *(Essai d'hématol.; p. 9.)*
Si le savant professeur veut dire qu'il est bien de ne
pas s'en tenir à des considérations générales sur les
causes ; de ne pas s'en tenir aux renseignements souvent trompeurs de la symptômatologie ; s'il veut re-
commander seulement de découvrir directement,
autant que faire se peut, au moyen d'une analyse
sévère, les altérations que le sang a pu subir dans sa
composition, avant de se prononcer sur leur nature,
je suis de son avis. Mais s'il prétend, qu'en attendant
un progrès de cette sorte, lent à s'accomplir, et,
comme nous l'allons voir, imparfait de sa nature et
borné dans ses ressources, il faille dédaigner comme
incomplètes, inutiles, dangereuses (sic), les conclusions
que l'on tire de la considération de la cause, rapprochée
de celle des symptômes ; je m'inscris contre cet excès
de prudence sans hésiter.

L'analyse exacte et directe à laquelle M. Andral
paraît vouloir se fier exclusivement nous procure cette
certitude que, dans les fièvres typhoïdes et les varioles,
le chiffre de la fibrine du sang s'est abaissé, relativement à celui des globules. C'est une fort bonne remarque ; mais l'analyse n'assigne nullement à cet état
particulier du sang, sa place et son importance ; elle
ne nous dit ni d'où il vient, ni où il va, ni ce qu'il
signale dans l'ordre pathogénique. C'est que cet état

est éminemment secondaire, subordonné, c'est que toujours à peu près semblable à lui-même dans différentes *fièvres* et *intoxications*, il est le résultat, soit d'un *trouble fonctionnel* général antérieur et supérieur *(fièvres)*, soit de l'action directe ou indirecte d'un toxique répandu dans le sang *(intoxications)*, soit du mouvement fébrile et du toxique en même temps. M. Andral en convient et infirme ainsi lui-même l'opinion qu'il a émise : « Les changements de composition, dit-il, que l'analyse a découverts dans le sang, chez les individus atteints de *pyrexie*, ne se montrent pas dans tous les cas... *ces changements, ces altérations ne sont que des effets d'une cause plus cachée qui domine l'organisme.*» *(Essai d'hématol.* p. 62.) Et plus loin : « Puisque la diminution de la fibrine n'existe *nécessairement* dans aucune *pyrexie*, il est bien clair que ce n'est point dans cette altération du sang qu'il faut placer le point de départ de cet ordre de maladies... *il y a pour moi dans tous ces cas une véritable intoxication;* si elle est légère, son effet sur le sang doit sans doute exister toujours, mais il n'est pas appréciable; si l'intoxication est plus forte, l'effet qu'elle a produit sur le sang devient sensible, et il se marque dans ce liquide par une diminution de la fibrine. » *(Essai,* p. 68.)

C'est ainsi que la force des choses ramène l'illustre professeur à cette considération de la cause qu'il nous conseillait de dédaigner ; c'est ainsi qu'en dépit de ses préceptes il déduit de raisons que l'analyse expérimentale ne donne pas, cette vérité, *que le sang est altéré par une cause spécifique.* Il en est ainsi, en effet, dans la fièvre typhoïde que je viens de prendre pour *critère* de mes opinions. Diverses considérations y dénoncent l'intoxication spécifique, non plus comme un résultat, mais comme l'essence de la maladie, comme la cause prochaine et de la défibrination du sang et de toute la série morbide que l'on observe. Ce fait acquis, la fièvre typhoïde, d'abord, est classée, c'est *une intoxication ;* et de la seule conception d'une cause spécifique, d'origine interne ou externe, sur laquelle on mettra peut être le doigt quelque jour, découlent de précieuses indications de doctrine et d'art. D'abord, celle de la subordination des déterminations locales spécifiques, comme de la défibrination, à la cause, à l'élément morbide générateur, d'où qu'il vienne. Ensuite, celle d'une attaque toute particulière à diriger contre une individualité morbide toute particulière, celle de la nécessité de chercher incessamment le traitement ou le remède spécifique de la spécificité. Si la défibrination contenait une indication, — ce que du reste on n'a point prétendu, — elle contiendrait à peu près la même dans toutes *les fièvres* de nos pathologistes, composées, comme nous l'avons vu, de *fièvres* véritables et d'*intoxications*. Qu'on juge, d'après cela, de sa valeur pathogénique et médicale !

123. — Et maintenant, pour répondre à la dernière remarque du passage de M. Andral, ci-dessus cité : qu'importe, dirai-je, si virus il y a, que cet agent ait altéré le sang dans sa crase, ou qu'il soit simplement transporté par lui : cela peut-il atteindre notre conception de l'intoxication spéciale, ou spécifique, et changer sa portée doctrinale et pratique ? Non : il serait préférable sans doute de savoir s'il y a altération réelle du sang, ou simple mélange d'un toxique

au fluide nourricier ; mais notre ignorance de ce point nous jette-t-elle, comme on le prétend, *dans un vague déplorable?* Je ne le pense pas, car, en tout état, car, dis-je, dans l'hypothèse de l'altération du fluide nourricier, comme dans celle du mélange , j'ai toujours pour fait initial de la maladie , pour ce que j'ai appelé l'*origine* du conflit, un sang dévié d'une manière quelconque de son norme, et pour instrument de réactions et de déterminations locales , le système nerveux, et enfin , pour indications spéciales , celles que chaque spécificité contient, ou recommande de chercher. Je me demande si , dans une fièvre pernicieuse des pays chauds , il est plus important de connaître , de calculer la défibrination, que de déduire de certaines circonstances et des symptômes , la présence [d'un miasme , la classification de la maladie , et l'emploi hardi du spécifique?

On objecte, non sans raison , contre la méthode symptômatologique , que les mêmes symptômes appartiennent à différents fonds ; que l'apparence antérieure de la pléthore et de l'anémie, par exemple, est quelquefois la même *(Essai d'hématol.,* p. 57) ; que l'analyse exacte du sang a pu seule séparer convenablement ces deux affections ; qu'il en est de même du scorbut et de la chlorose. *(Essai,* p. 10.) Il y a du vrai dans ces assertions ; mais je demande à mon tour , aux partisans outrés des analyses de fluides et de s olides , en tant que moyens de découvertes pathologiques , si l'augmentation relative des globules , dans les pyrexies , est autre chose qu'un signe commun à différents fonds, à la variole comme à la scarlatine , à la rougeole comme à la fièvre de marais ?

Sans doute il est excellent d'avoir déterminé par l'analyse que le cachet de la pléthore est l'augmentation des globules, que celui de l'anémie est leur diminution; mais faut-il en rester là, et croire qu'on a le dernier mot, possible à obtenir, de l'étiologie de ces affections ? Faut-il enfin souscrire à cette pensée de M. Andral : « Dans la pléthore, comme dans l'anémie, l'état particulier du sang est la cause appréciable de la modification générale que présente l'organisme. *C'est là du moins pour nous un fait primitif, au-delà duquel nous ne pouvons pas remonter, et auquel nous sommes en droit de rapporter tous les autres ? » (Essai d'hématol., p. 44.)* — Quant à moi je n'y puis souscrire ; car prétendre qu'on ne peut remonter au-delà de la connaissance expérimentale de l'état particulier du sang de la chlorose, ou de l'anémie, n'est rien moins que poser en fait ce qui est en question. Les organiciens nous proposaient, eux aussi, il y a vingt ans, la lésion de l'organe comme un de ces faits primitifs au-delà desquels on ne remonte pas ; et cependant l'humorisme contemporain a passé outre à ce *nec plus ultra* de la science. Or, si on venait à découvrir que la cause de la pléthore gît dans quelque fait de nutrition, d'hématose, ou d'innervation, d'absence, ou de déviation de sécrétion ; que deviendrait le prétendu fait primitif de M. Andral ? Ai-je le dernier mot, ai-je le fait primitif de la maladie d'une femme chlorotique, parce que je sais qu'il manque quelques atômes de fer à la crase de son sang ? Et suis-je bien avisé de lui prescrire les préparations de fer, si je ne détourne en même temps l'action d'une mauvaise nourriture, d'une habitation malsaine, du manque d'air et de lumière,

ou de certaines causes morales graves qui entre-
tiennent la maladie?

Je l'ai déjà dit, c'est le fait d'une mauvaise philosophie médicale de considérer à part, absolument
parlant, les éléments de la vie, d'étudier le sang
physiologique, ou pathologique, indépendamment du
parenchyme et des nerfs, et réciproquement. Est-ce
que tout n'est pas lié? Est-ce qu'un changement de
constitution peut avoir lieu dans un élément, sans que
les autres y participent? Les localisations absolues des
humoristes ne résistent donc pas plus à l'examen que
celles des solidistes; les phénomènes vivants n'ont pas
de siége exclusif, puisque dans la vie tout est à la fois
moyen et but. Une cause morale, je le répète, peut,
par l'intermédiaire de l'innervation, produire la chlorose, soit directement, en changeant la crase du sang,
soit indirectement, en altérant le norme de la nutrition; une mauvaise alimentation peut produire le
même résultat; la nature arrive à ses fins par des
voies différentes et souvent associées : les pathologistes ne considèrent pas assez cette vérité. Si des
effets variés, distincts, procèdent d'une seule et même
cause, des causes différentes peuvent aussi donner lieu
à un seul et même résultat. Exemple : « Les globules
du sang subissent une diminution aussi grande dans
l'intoxication saturnine que dans l'anémie spontanée. » (Andral.) Cela montre quelle est la valeur de
certains faits réputés primitifs?

124. — Non, ce n'est pas tant l'altération qui peut
atteindre dans leur proportion, ou dans leur nature,
les principes élémentaires dont se compose la matière

14

organisée, que les causes de cette altération qu'il importe au médecin de rechercher. Je vais montrer combien cette vérité est importante, en comparant mes idées à celles des analystes contemporains, sur les points principaux de la séméiologie du sang, relativement aux trois grandes espèces qui m'occupent. Parmi les signes que l'on tire des différents états du sang dans les *fièvres*, les *intoxications*, les *phlegmasies*, je choisirai les plus saillants. Ils ressortent de deux formules, relatives au fluide sanguin, incluses dans la définition des fièvres et des phlegmasies ; les voici : 1º dans les *fièvres*, altération du sang qui consiste dans une rupture d'équilibre entre la fibrine et les globules, au profit de l'élément globuleux ; 2º dans les *phlegmasies*, altération du sang qui consiste dans une rupture d'équilibre entre les globules et la fibrine, au profit de l'élément fibrineux. En jugeant ces formules, je jugerai les définitions modernes.

Je remarque d'abord, avant d'agiter la question de savoir si les définitions séparent catégoriquement, comme on le dit, les fièvres des phlegmasies, qu'elles ne séparent point les fièvres des intoxications. A ces deux espèces, nos auteurs assignent un même nom, *fièvres*, et par conséquent un même caractère hématologique, la rupture d'équilibre entre la fibrine et les globules, au profit de l'élément globuleux. Vous allez voir quelle atteinte cette confusion des deux espèces porte à la valeur du caractère hématologique ? « Dans les *pyrexies*, dit M. Andral, le seul caractère qui ne manque jamais, c'est la fièvre elle-même... les changements de composition que l'analyse a découverts dans le sang ne se montrent pas dans tous les cas ;

quand, les *pyrexies* sont dégagées de complications phlegmasiques, la fibrine n'y augmente jamais, souvent elle y reste en quantité normale, et quelquefois elle y domine jusqu'à un point que l'on ne retrouve dans aucune maladie aiguë. » *(Essai d'hématol. p. 62.)* Ces faits signalent parmi les fièvres des auteurs; des différences qui n'ont point été faites, ou qui n'ont été faites qu'à demi. La principale est celle qui ressort de la distinction des *intoxications* et des fièvres. En interprétant à mon point de vue les analyses des auteurs, voici ce que j'y découvre. — Dans *les fièvres* proprement dites, dans les troubles fonctionnels purs, *essentiels,* dégagés de toute complication phlegmasique, la fibrine reste en quantité normale, ou diminue fort peu ; dans les *intoxications spéciales* fébriles ; elle se comporte de la même manière, ou diminue davantage, selon la nature de la spécialité ; dans *les intoxications spécifiques*, elle diminue sensiblement, et d'une manière relative à leur nature et à leur gravité. Les hématologistes indiquent implicitement ces faits, sans en demander la raison à des différences d'essence morbide que je m'étonne de ne pas rencontrer dans leurs classifications. Toujours est-il que, d'une manière générale, la rupture d'équilibre entre les globules et la fibrine, dans ce qu'ils nomment *les fièvres;* me paraît obéir à la loi que je viens de signaler. Si les maladies mixtes l'obscurcissent, les espèces tranchées l'établissent très clairement

_ Faute d'une classification convenable, M. Andral ne rapporte les modifications que le sang subit dans les pyrexies qu'à des considérations vagues, mais qui, si on y regarde de près, expriment la loi que je viens d'établir. « Parmi les pyrexies, nous dit-il, *il y en a qui ne s'accompagnent d'aucun symptôme grave, et qui marchent naturellement vers une terminaison favorable, tandis que d'autres, soit dès leur début, soit pendant leur cours, s'accompagnent de tels accidents, qu'on dirait que les forces de la vie sont vaincues.* » (*Essai d'hématol.*, p. 63.) C'est dans ces dernières surtout, d'après M. Andral, c'est dans l'état putride, que le sang tend vers une dissolution, que son altération consisté dans une diminution notable de la fibrine. Mais, en nous rappelant ce que nous avons dit dans ce chapitre, quels sont donc les cas graves ? Ce sont les typhoïdes, les typhus, certaines varioles, ce sont, en un mot, les intoxications graves, spontanées ou autres, primitives ou consécutives. Et quels sont les cas peu graves ? Ce sont les *spécialités*, les *spécificités* d'une moindre importance, les mouvements fébriles essentiels particulièrement. Mais ces derniers deviennent parfois des cas graves, à défibrination remarquable. Oui sans doute, parce qu'ils deviennent des intoxications graves. L'intoxication bénigne, en effet, peut en se prolongeant, ou par suite de certaines circonstances, produire directement, ou par l'intermédiaire du système nerveux, une intoxication d'une gravité redoutable. De même, un mouvement fébrile essentiel dans son principe peut se transformer, devenir une intoxication, et cela de différentes manières. Le rapport quantitatif entre la fibrine et les globules, par abaissement de la fibrine, dépend donc, en première ligne, de la gravité de l'intoxication primitive, ou secondaire. C'est ce que l'expérience précisera quelque jour.

Ce rapport tient aussi à l'état dans lequel la maladie trouve le sujet. Dans une typhoïde , ainsi que le remarque M. Andral, la surabondance relative des globules tient souvent à ce que la maladie a frappé une chlorotique ; il faut faire compte de tout. — Voyons maintenant jusqu'à quel point les différents rapports de quantité des globules et de la fibrine du sang, peuvent différencier *les fièvres* et *les intoxications* des *phlegmasies.*

125. — Tandis que dans les fièvres la fibrine reste à l'état normal et que les globules s'élèvent, sauf prolongation et transformation en quelque sorte de l'essence morbide ; tandis que dans les intoxications la fibrine reste à l'état normal , ou s'abaisse peu , ou s'abaisse excessivement, et que les globules s'élèvent plus ou moins, suivant la nature de l'intoxication, son intensité, sa durée ; dans les *phlegmasies,* au contraire, le chiffre des globules ne variant pas, celui de la fibrine s'élève en raison de l'étendue et de l'activité du travail phlegmasique. Telle est la loi qui semblerait ressortir des faits , et que je me propose de critiquer. — Un mot, d'abord, sur la génération des phénomènes. Ces différents états du sang ne sont point *primitifs ;* ils sont des effets, non des causes : tout tend à le démontrer. Normal, au début de ce qu'on nomme *les fièvres,* le chiffre de la fibrine décroît en raison de leur durée et de leur gravité , il obéit, en un mot, au lieu de commander ; normal avant une brûlure grave , il s'élève promptement sous l'influence du travail phlegmasique local. « On peut penser, par voie d'induction, dit M. Andral, qu'il doit en être de même dans toute

autre inflammation : les analyses du sang confirment
cette manière de voir, puisqu'elles n'ont jamais montré la fibrine dans le sang , ayant la manifestation des
accidents phlegmasiques dans le solide. » (*Essai*, p.
99.) Sur ce , M. Andral soulève quelques doutes ,
quelques difficultés qui n'affectent point sa conclusion,
et dont je n'ai pas, pour le moment, à me préoccuper.

Quoi qu'il en soit , si à la suite d'une brûlure de
quelque étendue, le chiffre de la fibrine du sang s'é-
lève, il s'élève aussi quelquefois dans une pneumonie
de variole ; tandis qu'une autre détermination spécifique de cette même variole , l'inflammation pustuleuse de la peau , ne la fait pas monter : singulière
anomalie ! D'un autre côté , la pneumonie de la typhoïde lutte contre la cause spécifique qui abaisse la
fibrine et tend à la relever. Il y a là de quoi fixer
l'attention. — Ce qui ressort clairement , pour moi ,
de la comparaison de ces faits, c'est que l'augmentation
de la fibrine du sang est le signe, le caractère , non
pas d'*une phlegmasie*, comme on le dit mal à propos,
non pas d'*une espèce*, mais simplement d'un travail de
nature phlegmasique , ce qui est bien différent. En
effet , l'augmentation de la fibrine succède aussi bien
à un travail primitif franc et suivi de réactions, à une
vraie phlegmasie ; qu'à un travail secondaire subordonné, spécifique ou non, subordonné, dis-je, et à tel
point, qu'il ne mérite même plus le nom de complication
et ne peut, à *fortiori*, prendre un nom d'espèce.

Ces remarques ont une portée sérieuse ; les expressions dont se servent beaucoup d'auteurs, en parlant
des signes tirés du sang , affectent la classification ,
cette lumière des doctrines et de la médecine prati-

que. Certes, quand on avance que l'augmentation de la fibrine du sang caractérise la *phlegmasie*, par opposition *aux fièvres*, — cela se lit partout, — on dit explicitement que cette augmentation de fibrine est le caractère d'une maladie qui se définit *par la primitivité du travail local*. Or, en parlant ainsi on se trompe, on trompe la doctrine et l'art. L'augmentation de fibrine, en effet, nous venons de le voir, peut se manifester dans de véritables *spécificités phlegmasiques*, phénomènes intégrants d'une *intoxication*, c'est-à-dire de ce qui est l'antithèse de l'espèce dont le caractère est *la primitivité du travail local.* — Si on demande moins au signe en question, si on veut seulement dire qu'il caractérise le travail local phlegmasique, d'où qu'il vienne et quelle que soit sa nature, c'est-à-dire aussi bien la *phlegmasie* que la *complication,* la *spécificité* que la *spécialité phlegmasique*, l'espèce que le phénomène intégrant d'une espèce, je réponds alors qu'il faut approprier le langage à d'aussi minimes prétentions. J'ajoute que l'excès de fibrine, réduit à de pareils termes, dit bien peu, qu'il perd toute sa valeur étiologique et pathogénique. Qu'on veuille bien le remarquer, lorsqu'un travail local, phénomène intégrant d'une intoxication, ou même d'une fièvre, élève le chiffre de la fibrine, cette élévation est, en toute vérité, le signe d'une *intoxication* ou d'*une fièvre*, dont le développement sériel est signalé, entre autres phénomènes, par une détermination morbide spécifique, ou non spécifique.

En résumé, toutes les fois qu'on observe l'augmentation de la fibrine du sang dans les maladies aiguës, on peut affirmer qu'il y a quelque part *de l'inflam-*

mation, spécifique ou non spécifique ; et toutes les
fois qu'on observe , dans les mêmes circonstances ,
une diminution de l'élément fibrineux , on peut affirmer qu'on est en présence d'une fièvre ou d'une intoxication, sans complication phlegmasique. Voilà sans
doute un résultat , un résultat tel qu'on peut s'y fier ,
pour distinguer l'hypérémie de la phlogose ; mais ,
outre que le travail phlegmasique peut exister sans
augmenter la fibrine du sang (varioles) , le fait d'augmentation ne dit rien, je le répète, de la signification
d'une phlogose. Qu'est-elle, phlegmasie, complication,
simple phénomène intégrant, spécialité ou spécificité ?
D'un autre côté , l'abaissement ne dit pas davantage à
quelle nature de fièvre ou d'intoxication on a affaire.
Les signes tirés du sang sont donc eux-mêmes jugés
par d'autres signes , nombreux , importants et réellement *étiologiques ,* dont je me suis occupé dans ce
chapitre.

126. — Si encore l'excès de fibrine nous procurait
un renseignement certain sur l'étendue et l'intensité
d'un travail phlegmasique quelconque , comme M.
Andral l'avait affirmé , sa signification serait réellement directe et digne d'intérêt. (Voy. Andral, *Réponse
aux object.,* p. 80.) Mais il n'en va point ainsi , et je
puis en appeler de M. Andral à lui-même. « Il y a
véritablement des cas , dit cet observateur , où les
altérations constatables dans le solide, sont si peu considérables, si mobiles et parfois si fugitives , que l'on
comprend à peine qu'elles puissent être la cause du
changement profond et persistant que le sang vient
alors à éprouver. N'en est-il pas ainsi dans beaucoup

de rhumatismes articulaires, et n'est-il pas remarquable que cette maladie soit une de celles où l'augmentation de la fibrine est la plus considérable ? » *(Essai,* p. 99.) Oui, cela est remarquable, à plus d'un titre, car, d'une part, le travail local du rhumatisme est non seulement mobile, mais superficiel, mais diffus, et surtout peu enclin à produire la suppuration ; ce qui signifie qu'il est plutôt catarrhal que réellement phlegmasique ; car, d'autre part, si l'augmentation de la fibrine n'est pas en rapport constant avec l'étendue et l'intensité de la phlogose, il est clair que phlogose et excès de fibrine se rattachent à une cause, à une raison commune supérieure, qui est leur lien, et la chose principale à rechercher et à considérer.

En vertu de ces données, on doit se demander si le signe excès de fibrine n'est pas plus souvent un témoignage d'une fièvre, ou d'une intoxication, que d'une phlegmasie de la classe. Or, évidemment, ce n'est pas à ce signe lui-même qu'il convient d'adresser une pareille question. Force est, pour la résoudre, de faire appel aux considérations que j'ai exposées avec détail dans le but de caractériser les espèces. Là seulement est le *criterium* de la classification, et du sens des changements que l'on observe dans la constitution du sang. Quand on se livre à une étude de cette nature, on voit la liste de l'espèce *phlegmasie* des auteurs diminuer sensiblement, au profit de celle des fièvres et des intoxications. — Je me borne à ces courtes explications sur les deux points les plus saillants de la séméïologie du sang considéré dans ses rapports avec les distinctions pathogéniques que je cherche à établir.

127. — Avant de terminer, je remarque que le
point capital de ce livre, savoir, la nécessité de diminuer le cadre des *phlegmasies*, n'a pas échapppé à
des auteurs recommandables ; mais j'observe en même
temps que leurs écrits, sur cette matière, ne présentent ni les bases, ni les raisons d'une classification
méthodique. Les uns, pour critiquer la notion de
phlegmasie, s'appuient sur l'ordre des symptômes,
d'autres sur la considération de la cause, et ainsi de
suite ; ils ne groupent point leurs motifs, ils attaquent
sans principes, et ne concluent pas. « D'excellents
écrivains, nous dit le *Compendium*, ont pensé que
l'inflammation n'était que le résultat d'un trouble
général, ou en d'autres termes la localisation d'un état
morbide d'abord généralisé. L'apparition du frisson,
de la fièvre, de la courbature, et l'état de souffrance
de tout l'organisme, avant que l'on pût surprendre la
lésion, leur avaient paru autant de preuves qui mili-
taient en faveur de cette opinion. » *(Compend.; t. 5,
p. 207.)* Ces écrivains étaient dans une bonne voie ;
que n'arrivaient-ils à une franche et nette application
de leurs visées. Elles doivent être recommandables
puisqu'elles ont frappé M. Andral : « Remarquez, dit
le savant professeur, combien varient, à leur début,
les maladies que l'on appelle phlegmasies. Tantôt il
n'y a aucune sorte d'intermédiaire entre un état parfait
de santé et l'invasion de la phlegmasie ; tantôt on
observe d'abord un malaise général, et ce trouble
léger de toutes les fonctions qu'on appelle le prodrôme
de la maladie ; tantôt enfin une fièvre bien caractérisée précède d'un à trois jours l'apparition des symptômes qui annoncent qu'un travail phlegmasique a

commencé, dans un solide quelconque. Mais, lors
même que la phlegmasie débute sans prodrômes, il
y a encore trois cas à distinguer : ou bien, en effet,
c'est une douleur, un accident tout local qui ouvre là
scène, et le reste de l'économie paraît encore étranger
au désordre qui a commencé en un point ; ou bien,
avant l'apparition de cet accident local, un violent
frisson s'est manifesté, qui a pu durer, comme seul
phénomène morbide appréciable, pendant une demi-
heure à une heure et plus ; ou bien enfin, l'accident
local et le frisson se sont montrés en même temps, et
je dois ajouter que ce troisième cas est plus commun
que les deux autres. *Il y a à se demander si, avec des
conditions si diverses de début, le point de départ de
l'inflammation reste toujours le même ?* » *(Essai d'hématol.; p. 98.)* Je réponds, sans hésiter, qu'il ne reste
pas le même, et si l'on veut bien rapprocher de certaines parties de ce livre la description pleine de vérité
qu'on vient de lire, on y reconnaîtra les trois grandes
origines du *conflit*, que j'ai signalées, c'est-à-dire les
raisons mêmes de mes divisions médicales. Mais du
même coup on y découvrira que l'espèce *phlegmasie*
des auteurs confond sous un même nom, et dans un
même cadre, des choses essentiellement différentes,
tantôt primordialement locales, tantôt primordialement
générales, et qu'enfin il n'y a pas seulement à se
demander « si le point de départ de l'inflammation
reste toujours le même » (Andral), mais si, ne restant
pas le même, cette prétendue inflammation est encore
digne du nom qu'elle porte ? On sait ce que cela signifie, je n'insisterai pas, ayant posé, longuement débattu
et résolu, selon mes forces, cette grave question de

doctrine , de classification et d'art. *(Voy. Chap.* 7, 8 *et* 9.)

Je ne résumerai point ce chapitre, le plus important du livre ; outre que les principes qu'il pose sont liés méthodiquement , ils ne peuvent se passer de leur commentaire ; j'écris d'ailleurs pour des esprits attentifs. — Est-il nécessaire de rappeler que les considérations que j'ai présentées sur ce point de philosophie médicale : « y a-t-il des espèces en médecine ? » trouvent particulièrement ici leur application. Les trois grandes espèces dont je me suis efforcé de marquer les caractères, sont éminemment aptes à entrer en rapport les unes avec les autres, à passer les unes aux autres, comme dit Vogel, par gradation. Ces *mixtes*, si bien, si sagement observés par les fondateurs de la *doctrine des éléments*, prêtent des arguments redoutables à ceux qui tiennent pour l'idée dangereuse, anti-scientifique des *individualités morbides*, opposée à l'idée de la possibilité des généralisations. Mais j'ai montré, contre M. Trousseau, que l'opinion que je combats conduit à une déclassification absolue, au scepticisme médical, à l'empirisme aveugle, ou au néant. Il y a plus, après avoir constaté la réalité des espèces, j'ai fait intervenir la double méthode qui triomphe, à mon sens, dans la science et dans l'art, d'une difficulté de premier ordre (§ 94). J'y fais appel une dernière fois.

Pour donner plus de corps à ma pensée, et surtout pour la compléter, pour conjurer les mauvaises conséquences pratiques qui découlent de notions confuses, de classifications erronées, je vais éprouver les principes de ce livre, en les appliquant à la critique d'une maladie dont la nature est un objet de doute, dont la place dans le cadre nosologique est encore un sujet de discussions. J'avertis donc que la thèse que je viens de soutenir ne sera vraiment complète et claire, que lorsque j'aurai, dans le chapitre suivant, fortifié la théorie en la mettant aux prises avec des faits.

CHAPITRE DIXIÈME

**Application des principes qui précèdent à la pathogénie et à
la classification du rhumatisme articulaire aigu.**

128. — Ce n'est pas sans dessein que je choisis le
rhumatisme articulaire aigu, non pour ajouter quelque
chose à son histoire , mais pour qu'il serve d'épreuve
aux principes de ce livre, et qu'il les confirme en les
éclaircissant. D'une part, cette maladie a des phénomènes locaux très saillants, qui peuvent tromper le
jugement de l'observateur sur leur signification pathogénique , c'est-à-dire sur la place de premier, ou de
second ordre qu'ils occupent dans la série morbide.
D'autre part , le rhumatisme articulaire pourrait bien
être une de ces maladies que j'ai appelées *mixtes,*
dont la nature relève en même temps de plusieurs
origines, dont par conséquent la pathogénie est complexe et difficile à élucider. Raison de plus pour qu'il
soit le *criterium* des doctrines que j'ai présentées et
soutenues dans ce travail.

Je crois que l'histoire d'un grand nombre de maladies
primordialement générales, à déterminations phlegmasiques de natures diverses , et particulièrement
pseudo-franches (§. 119) , telles que la méningite
cérébro-spinale épidémique , certaines pneumonies
peut-être, le rhumatisme articulaire aigu, l'érysipèle,
etc.; que cette histoire , dis-je , ne peut que gagner
beaucoup à ce qu'on éclaircisse , par opposition à la
notion de *phlegmasie ,* la double idée fondamentale

de trouble primitif essentiel (fièvres proprement dites)., et d'altération quelconque du fluide nourricier (intoxications et *annexes*), produisant également des *localisations*. Ce n'est sans doute pas une notion nouvelle dans la science que celle de l'*altération des humeurs,* considérée comme origine des troubles morbides. Après le Galénisme, trop hypothétique sur ce point, Bordeu essaya de systématiser quelques résultats de ses expériences sur le sang; mais bientôt la doctrine dite physiologique fit table rase de tout au profit du solidisme, et détourna l'attention des médecins de la voie que leur avait ouverte le professeur de Montpellier. Chose étrange, si ce grand et utile mouvement de réaction contre l'ancienne École honore la médecine militaire, l'initiative de la résistance à ce qu'il eut d'excessif ne lui fait pas moins d'honneur. Dès 1834, M. Malapert (André-François), aujourd'hui médecin principal de 1re classe, publiait dans le 45e volume du *Recueil des Mémoires de Médecine, de Chirurgie et de Pharmacie militaires,* des considérations sur l'infection et ses suites; qui devaient donner à penser aux esprits attentifs. M. Malapert est certainement le premier, parmi nous, qui ait renoué le fil de la tradition *humoriste,* qu'on me passe l'expression. Il montre d'une manière saisissante les différents et funestes résultats de l'altération de l'air, et de l'altération du sang par l'air, dans l'acte important de l'hématose. La stomatite épidémique des casernes, la méningite épidémique, les affections strumeuses, commencent à prendre, sous sa plume réservée, leur vraie signification; celle de déterminations secondaires qui expriment un état géné-

ral , *l'intoxication.* J'ajouterai que les principes fondamentaux posés par M. Malapert ont été promptement mis en pratique , que l'hygiène humaine et
même l'hygiène hippique y ont puisé d'excellentes
améliorations. Plus tard , cette même idée, éclaircie et
vulgarisée par d'utiles travaux sur les effluves marémétiques et autres agents de l'altération de nos fluides,
a conduit un homme de talent , notre honorable confrère M. Boudin , jusqu'aux formules erronées de
l'humorisme absolu en pathogénie. Qui pourrait s'en
plaindre? La science y a gagné un de ces livres qui la
poussent en avant , notre corps militaire un titre de
plus à la considération du public médical. Je rentre
dans mon sujet.

129.—Évidemment le rhumatisme articulaire aigu
a du être un des types des localisateurs, et si aujour-
d'hui , comme jadis , des pathologistes distingués en
font une inflammation spéciale et même spécifique
(Trousseau, Ferrus), une maladie *sui generis* (Chomel),
un catarrhe des tissus fibreux et séreux (Trousseau),
une fièvre rhumatismale ; d'autres auteurs , parmi
lesquels le rédacteur du *Compendium,* le considèrent
comme une phlegmasie. Or , le *Compendium* étant à
mes yeux le résumé savant et fort éclairé des idées
contemporaines accréditées , je ne puis mieux faire
que de le prendre pour contradicteur sur ce point de
doctrine.

- Nos pères ont appelé, non sans raison , le rhumatisme articulaire aigu une fièvre rhumatismale ; nous
le nommons généralement aujourd'hui d'une manière
assez vague rhumatisme articulaire , en insistant plus

ou moins sur sa nature phlegmasique , plus ou moins sur sa spécialité , ou sur sa spécificité ; quelques médecins distingués le placent résolument dans le cadre des phlegmasies. Monneret le définit en ces termes , dans le *Compendium :* « Une phlegmasie aiguë de la membrane synoviale des articulations , indépendante de toute violence extérieure , et caractérisée par la douleur , la rougeur et le gonflement des tissus qui entourent les jointures. » (*Compendium* , t. 7 , p. 373). L'auteur fait , selon les maîtres , l'histoire du rhumatisme , juge sa nature et conclut comme suit : « En résumé , pour nous , le rhumatisme articulaire est une inflammation vraie de la membrane synoviale ; cette phlegmasie a tous les caractères communs aux inflammations ; *mais en possède d'autres que l'on est en droit d'attribuer à la texture, aux fonctions et aux sympathies des tissus qui en sont le siége.* » (Compend. t. 7 , p. 397). Ce dernier trait fait allusion à la forme *spéciale* de la détermination arthritique du rhumatisme ; forme réellement spéciale que l'auteur du *Compendium* ne peut méconnaître, mais qu'il explique à sa façon. Nous verrons jusqu'à quel point son explication s'accorde avec les faits.

Je ne sais pas si je parviendrai à déterminer d'une manière catégorique ce que le rhumatisme est, mais je montrerai suffisamment, je l'espère , ce qu'il n'est pas. Le rhumatisme articulaire aigu n'est pas une phlegmasie ; il y a *de l'inflammation* dans le rhumatisme, mais ce fait, qui y joue un rôle très important, n'en est pas moins un fait secondaire, subordonné, lié immédiatement à la maladie principale et générale. Ni les symptômes , ni les signes , ni les résultats anatomiques, ni les causes prochaines du rhumatisme n'en font une phlegmasie; tout dénonce au contraire la généralité primordiale de la maladie, la dépendance des phénomènes locaux. Serait-ce que le rhumatisme peut être appelé *fièvre rhumatismale*, ou *intoxication* proprement dite, ou *annexe ?* Ou bien est-il enfin une maladie *mixte* participant de la nature des essentielles et de celle des intoxications positives, ou des déviations? C'est ce que nous examinerons en temps et lieu.

130. — Je présenterai la symptômatologie du rhumatisme articulaire aigu d'après Monneret, pour n'être pas suspect, tantôt en citant le texte, tantôt en le résumant : « On a donné, nous dit le pathologiste du *Compendium*, le nom de *fièvre rhumatismale* ou arthritique, à celle qui se lie à l'existence de la phlegmasie articulaire. Cette expression de fièvre rhumatismale a été employée par quelques auteurs pour désigner une sorte de fièvre *essentielle* qui serait un des éléments principaux de la maladie, précéderait le développement des douleurs et persisterait, lorsque celles-ci ont disparu. On ne peut aujourd'hui conserver au mot fièvre rhumatismale un pareil sens ; des notions plus précises en anatomie pathologique, et une observation plus attentive ont prouvé que le mouvement fébrile se montre dans trois conditions pathogéniques différentes : 1° il précède le développement des symptômes locaux, de la douleur et de la tuméfaction spécialement ; 2° il les accompagne durant tout le cours de l'affection rhumatismale ; 3° il persiste encore lorsque les phénomènes locaux ont

disparu. » *(Compend. t. 7, p. 337.)* — S'il n'était pas question du rhumatisme articulaire aigu, mais d'une maladie quelconque, abstraite, caractérisée par l'invasion du mouvement fébrile, dans les conditions que le *Compendium* vient d'indiquer, on n'hésiterait point à déclarer, en vertu même des principes du *Compendium,* exposés à l'article *fièvre* et généralement adoptés, que cette maladie quelconque est *une fièvre.* Rappelons-nous les caractères auxquels Monneret reconnaît une fièvre ; ce sont les suivants : 1° absence de lésion ; 2° développement primordial des symptômes ; 3° développement simultané des symptômes et de la lésion. — L'auteur remarque que la présence des prodrômes généraux annonçant qu'un travail pathogénique se prépare et agit déjà sur l'économie entière est une circonstance pathogénique digne d'attention. *et qui n'appartient qu'aux fièvres.* «Enfin, dit-il , nous considérons ces phénomènes morbides , leur apparition dès les premiers instants de la maladie, et leur persistance avec ce caractère pendant toute sa durée, comme un des meilleurs signes des maladies auxquelles nous avons conservé le nom.de fièvres. » *(Compend. t. 4, p. 27.)* J'ai du moi-même insister sur la valeur de ces signes, et montrer qu'ils s'appliquent mieux encore, en général, aux intoxications qu'aux fièvres, sauf dans certains cas d'intoxication subite et intense. — Voyons ce qui se passe dans le rhumatisme.

131. — Le rhumatisme aigu, monoarticulaire ou polyarticulaire est ordinairement annoncé par des phénomènes précurseurs. Ces phénomènes sont de

deux ordres : les uns se montrent dans les membres qui seront plus tard le siége de la maladie, les autres consistent en une lassitude spontanée , en un frisson qui n'est pas constant , et quelquefois dans l'accélération du pouls.(Ferrus, *Diction. de méd.)* Nous verrons plus tard que ces phénomènes , exprimant, dans les circonstances dont il s'agit, un état morbide général primitif, annoncent encore , alors même qu'ils succèdent à une localisation , un état général dont cette localisation a été la cause, mais qui bientôt se détache d'elle et la domine bien plutôt qu'il n'est dominé par elle. Toujours est-il que les phénomènes caractéristiques d'un état morbide général primitif sont quelquefois très-apparents. Voici ce qu'en disait un de mes maîtres avec un véritable esprit d'indépendance, à une époque où le solidisme régnait sans conteste dans l'école et subordonnait tout, dans l'ordre pathologique, à la localisation primitive. « Le rhumatisme articulaire se développe souvent sans cause appréciable , alors même qu'il débute d'une manière subite et avec violence. Nul doute , dans ce cas, que la maladie n'ait été fomentée longtemps avant son invasion, et qu'elle n'ait sa source au dedans de l'individu. Si l'on interroge les malades, on apprend qu'ils étaient depuis longtemps tourmentés par des malaises de toute espèce , par des congestions diverses , des saignements de nez , des chaleurs à la gorge , des palpitations, des hémorrhoïdes. Ces accidents, symptômes évidents d'un état pléthorique porté à l'excès , annonçant par conséquent que le sang est trop fibrineux, prouvent en outre que ce liquide est devenu excitant pour les nombreux organes avec lesquels il

est en contact. Un simple état de pléthore né suffirait
pas pour les faire naître. Le sang a donc acquis des
qualités nouvelles , et ces qualités sont excitantes , si
l'on en juge par la nature des accidents produits. »
(Bégin, Diction. de méd. et de chirurg. pratiques, t. 3,
p. 457.) Ces paroles précieuses à recueillir, et par
les vérités qu'elles expriment, et par le nom qui les
signe, et par l'époque à laquelle elles furent écrites ,
sont plus significatives encore aujourd'hui , relativement à la pathogénie du rhumatisme articulaire. Au
point de vue où nous sommes placés , elles prouvent,
selon moi, catégoriquement que le rhumatisme articulaire aigu est une maladie primordialement générale. De quelle espèce ? C'est là le point difficile dont
je m'occuperai dans un instant.

Quoiqu'il en soit, le *Compendium* prétend que , dans
la plus grande partie des cas, les symptômes généraux
se montrent en même temps que les signes arthritiques. « On voit, dit Monneret, se déclarer un frisson,
léger ou intense, bientôt suivi de fièvre, de chaleur à
la peau, de céphalalgie, de courbature , de malaise ,
de perte d'appétit ; en même temps, une ou plusieurs
articulations deviennent douloureuses et le gonflement et là douleur ne tardent pas à s'y manifester. »
(*Compend.*, t. 7, p. 379.) Monneret ajoute et cela a
précisément trait au point de doctrine : « On prétend
que la fièvre rhumatismale devance de plusieurs
jours le développement des signes locaux, et dépend
d'un état général dont la détermination morbide locale
ne s'est pas encore manifestée, absolument comme
dans les exanthèmes la fièvre se montre plusieurs
jours avant l'apparition des éruptions cutanées.....

Mais les symptômes précurseurs de la fièvre, dans le rhumatisme comme dans la pneumonie, la pleurésie, etc., se rattachent au travail morbide dont les articulations sont le siége. — Il peut arriver que les signes de ce travail morbide ne soient pas encore appréciables pour l'observateur ; ce cas se présente pour le rhumatisme comme pour d'autres maladies aigües parfaitement localisées, mais il est plus rare qu'on ne l'a dit ; le plus ordinairement les symptômes locaux et généraux se développent en même temps. En résumé, l'invasion de la maladie a lieu de trois manières différentes : 1° la fièvre et les autres phénomènes généraux sont nettement déterminés, dessinés, avant l'apparition des symptômes locaux, ce cas est rare ; 2° les symptômes généraux et locaux débutent en même temps ; 3° les symptômes locaux précèdent les symptômes généraux. » *(Compend.*, t. 7, p. 379.)

132. — Je remarque d'abord qu'après une pareille description des prodrômes et des symptômes de l'invasion rhumatismale, c'est faire une singulière réponse aux observateurs nombreux qui affirment la primordialité du mouvement fébrile et des symptômes généraux qui l'accompagnent, que de s'inscrire purement et simplement en faux contre eux, en affirmant, sans autre preuve, *qu'un même rapport existe entre les symptômes généraux et le travail local, dans le rhumatisme, dans la pneumonie, dans la pleurésie (loc. cit.);* en un mot que le mouvement fébrile est la suite directe de l'arthrite, et la mesure de son intensité. C'est là justement le point en litige. Or, comme on prévoit des arguments sérieux, tirés de l'ordre de la série et

corroborés par cette circonstance remarquable que le rhumatisme peut ne déterminer aux articulations *qu'une simple douleur sans chaleur, ni gonflement, ce qui n'empêche pas la fièvre d'augmenter et de persister* (Ferrus); or, dis-je, comme on prévoit ces objections, on essaie de les détruire d'avance par une fin de non-recevoir. Monneret n'est pas le premier qui ait exprimé cette pensée : « Il peut arriver que les signes du travail local ne soient pas encore appréciables pour l'observateur ; ce cas se présente pour le rhumatisme articulaire comme pour d'autres maladies aiguës parfaitement localisées. » *(Compend., loc. cit.)* — Je ne sache pas qu'il y ait beaucoup de *fièvres* avec détermination morbide consécutive, qui puissent conserver leur titre de *fièvres,* de maladies primordialement générales, si on se paie de pareilles raisons. Que la génération, que l'ordre sériel des symptômes locaux de maladies parfaitement localisées, mais dont le siège est caché dans la profondeur des organes, échappent à l'observateur et s'effacent sous le masque d'une vive et frappante réaction générale, cela se conçoit ; mais qu'il y ait dans une articulation, dans une partie apparente, limitée, directement palpable, un travail phlegmasique secret, c'est-à-dire sans douleur, sans chaleur, sans tuméfaction, sans rougeur, et assez intense cependant pour élever, maintenir la fièvre, produire enfin la série que je viens de décrire, voilà ce qui n'est plus du tout concevable. Passons donc sur cette supposition gratuite, sur cette fin de non-recevoir, qui ressusciterait le pur organicisme, si elle pouvait être prise au sérieux.

Le premier mode d'invasion de la maladie, consis-

tant dans l'apparition primordiale et nettement dessi-
née de la fièvre et des autres phénomènes généraux,
est rare, assure-t-on. — Cette assertion est contestable et contestée. « Presque toujours , nous dit
M. Grisolle, le rhumatisme est précédé de quelques
prodrômes généraux et locaux. Parmi les premiers,
sont des frissons irréguliers, un sentiment de courbature, l'inappétence, la soif, un appareil fébrile de
médiocre intensité; parmi les seconds, nous citerons la
gêne, la roideur des articulations, et la difficulté de
les mouvoir. Au bout de quelques heures , ou de
quelques jours, la maladie éclate , *et c'est la douleur
locale qui, tout d'abord, frappe l'attention des malades.* » (Grisolle, *Pathol.,* t. 2, p. 832.) Sans doute,
c'est la douleur locale qui fixe l'attention des malades,
et même du médecin; telle est l'origine de l'erreur
de Monneret et autres, sur la rareté de l'apparition
primordiale des phénomènes généraux. Pour ma part,
quand je compulse avec soin les observations des
auteurs , et mes notes, je ne trouve pas que ce mode
d'invasion soit, comme le dit Monneret, exceptionnel.
Mais, en tout cas, quand il existe , il a sa signification
apparemment? Quelle est-elle? Je le demande à Monneret lui-même, je le demande à l'auteur de l'excellent
article *fièvre* du *Compendium?* Si sa définition des
fièvres est scientifique , si les caractères qu'il assigne
à l'espèce sont sérieux , le rhumatisme articulaire
aigu , quand son invasion est marquée nettement par
la fièvre et par la généralité primordiale des phénomènes, est *une fièvre* à coup sûr. Si une pareille affection est une *phlegmasie* de la classe, effacez immédiatement de votre définition de la phlegmasie *la*

nécessité de la primitivité du travail local et de la
subordination des symptômes généraux à ce travail.
Dans ce cas, je le déclare, toutes les notions fondamentales, en médecine, s'obscurcissent et se confondent, on ne sait plus à quelles idées générales, à quels
principes se rattacher, pour distinguer les espèces. —
Il y a donc à coup sûr des fièvres rhumatismales, pour
peu que le *Compendium* tienne compte de ses propres
déclarations.

Cette donnée analogique intervient, prête sa lumière,
et met sur la voie d'une conclusion, lorsque des modes
d'invasion moins significatifs se présentent. — Le second mode, le plus fréquent, dit-on, celui dans lequel
les symptômes généraux et locaux débutent en même
temps (Monneret), me paraît très différentiel par lui-
même, au même titre que le premier. Seul il classe-
rait la maladie, quand même la signification du
premier, c'est-à-dire la donnée analogique que nous
venons de recueillir, n'ajouterait rien à sa signification.
La venue simultanée d'un frisson et d'une gêne avec
pesanteur dans un membre et dans une articulation,
d'un mouvement fébrile et d'un commencement de
douleur locale, d'une chaleur générale avec céphalalgie, perte d'appétit, courbature, et d'un gonflement,
suivi de rougeur, envahissant successivement plusieurs articulations; la venue, dis-je, simultanée du
général et du particulier ne permet nullement de rattacher les symptômes à la détermination. Celle-ci, à son
début, est souvent quelque chose de trop peu considérable, pour motiver des troubles variés et généraux qui
peuvent avoir plus d'importance qu'elle n'en a elle-
même. (Ferrus). D'un autre côté, aucun lien de causa-

lité directe, immédiate, ne rattache ces phénomènes
à une localisation contemporaine de leur manifestation.
D'où il suit que symptômes généraux et localisation
dépendent d'une cause commune supérieure agissant
primordialement sur l'ensemble de l'économie.

Le troisième mode d'invasion semble plaider la cause
des localisateurs, mais, d'après Monneret, s'il est moins
rare que le premier, il l'est beaucoup plus que le second, et, en tout cas, les deux font échec à son apparente signification. Fût-il vrai, ce que je nie, que dans
ce mode d'invasion le fond des choses s'accordât avec
l'apparence, il n'y aurait là qu'une exception à la règle,
exception singulièrement atténuée par la nécessité
d'une *prédisposition*. Je m'expliquerai plus tard sur la
réalité et le sens de cette nécessité. En attendant, je
remarque que des faits nombreux, relatifs particulièrement aux intoxications spéciales, nous apprennent
à ne pas nous laisser tromper par de fausses primiti-
vités locales. Je demande si l'action générale du
mercure, bien souvent, n'est pas muette, pendant que
la gengivite mercurielle appelle l'attention du médecin ?
Et si, dans l'ignorance où il pourrait être, — je le
suppose, — de l'intoxication mercurielle, le médecin ne serait pas disposé à affirmer la primitivité du
travail local ? Je demande si de nombreuses spécialités
ne se larvent pas de cette manière ; s'il n'y a pas enfin dans leur histoire, à mesure qu'elle s'éclaircit et
agrandit son domaine, de graves motifs de suspicion
contre la plupart des localisations réputées primitives ?

133. — On peut se convaincre de plus en plus de
la généralité primordiale du rhumatisme articulaire

aigu , à mesure que ses symptômes se développent. C'est surtout dans le polyarticulaire qui n'affecte qu'un petit nombre d'articulations, grandes et petites, et qui ne les affecte le plus souvent que l'une après l'autre, qu'il est facile de reconnaître la subordination expresse des déterminations locales à une cause supérieure. Pendant que les phénomènes généraux persistent avec divers degrés d'intensité, les localisations annoncent par leurs pérégrinations et leur superficialité qu'elles ne sont que des déterminations d'un agent morbide quelconque agissant sur toute l'économie. Est-il supposable que , par lui-même , le mobile , le superficiel , le variable, puisse entretenir le permanent , c'est-à-dire la fièvre ? Le contraire de cette supposition n'est-il pas la coutume physiologique , et la loi ordinaire des choses ?

Pour prouver le rapport étroit qui existe , dans le rhumatisme articulaire aigu , entre la détermination morbide et les symptômes généraux , et pour subordonner directement les symptômes à la détermination, on argue d'une proportion dans leur intensité. D'après Monneret , en réunissant les divers éléments des localisations du rhumatisme simple , c'est-à-dire non compliqué d'endocardite , ou de toute autre phlegmasie interne , on arrive à conclure qu'en général la fièvre est proportionnée au nombre des jointures affectées, ainsi qu'à l'intensité des symptômes locaux. (*Voy. Compend.* t. 7. p. 378.) Cela n'est guère d'accord avec l'opinion de M. Ferrus et de plusieurs nosographes recommandables , qui ont remarqué la coïncidence d'une fièvre rhumatismale intense et soutenue , avec une légère douleur et un peu de rougeur de l'articulation. (Ferrus, Trousseau, Chomel, Requin, Grisolle &ª.) Mais que prouve d'ailleurs, contre nous, le rapport exact, s'il est possible de le mesurer, de la fièvre et de la détermination ? Nous dirons qu'au lieu de deux termes, il y en a trois, et que détermination morbide locale, et phénomènes généraux sont proportionnés, le cas échéant, à l'intensité de la cause commune supérieure dont ils dépendent.

Mais les choses se passent-elles toujours ainsi? Non: j'en atteste les noms que je viens d'écrire et le *Compendium* lui-même. « Les symptômes arthritiques, dit-il, offrent des variations assez grandes, bien qu'ils soient ordinairement proportionnés au mouvement fébrile. Deux cas peuvent se présenter : 1º les symptômes articulaires persistent au même degré, et cependant la fièvre est modérée ou diminuée d'une façon notable; 2º les douleurs articulaires diminuent, cessent, et dans tous les cas sont hors de toute proportion avec la fièvre qui persiste avec la même violence que pendant la période d'augment. A une époque peu éloignée de nous, on disait que c'était la fièvre rhumatismale qui ramenait les déterminations morbides locales, les symptômes articulaires. M. Bouillaud a démontré, à l'aide d'un grand nombre de faits, que la cause de la fièvre rhumatismale sans rhumatisme, doit être cherchée dans la coïncidence de l'endocardite, ou d'une péricardite.» *(Compend.* t. 7. p. 380.) — Je fais d'abord remarquer que si, «pendant que les symptômes articulaires persistent au même degré, la fièvre peut diminuer d'une manière notable», il est permis d'en conclure que ce n'est pas la localisation qui règle les phénomènes généraux. Mais je vais montrer , d'autre part , qu'on dépasse évidemment les limites d'une induction légitime , quand on établit un rapport nécessaire de proportionnalité entre la persistance de la fièvre, alors que les symptômes arthritiques disparaissent, et la présence d'une péricardite, ou d'une endocardite, si communes dans le rhumatisme articulaire aigu. Cette vérité ressort des faits mêmes que présentent nos adversaires.

M. Bouillaud avoue que sur cent quatorze cas de rhumatisme articulaire aigu , il n'a rencontré que soixante quatre cas d'endocardite , ou de péricardite. D'après le même , — M. Bouillaud n'est pas suspect , — dans tous les cas légers , *la coïncidence des deux déterminations n'a lieu qu'une seule fois sur quarante.* Or, il faudrait prouver d'abord , pour ce qui regarde les cas graves, que lorsque la fièvre survit aux manifestations arthritiques le cas est nécessairement un de ceux dans lesquels l'endopéricardite existe ; ensuite que la gravité , que l'importance de l'endocardite est nécessairement proportionnelle à la persistance et à l'intensité des phénomènes généraux. Ces preuves , la seconde surtout , sont bien loin d'être faites à mon avis. Pour ce qui concerne les cas légers , on voit assez fréquemment le mouvement fébrile persister , lorsque déjà les localisations n'ont plus la puissance de produire des réactions, pour qu'il soit permis de conclure, en consultant les proportions des coïncidences présentées par M. Bouillaud (un cas sur quarante) , que la survivance de la fièvre à l'arthrite n'est pas aussi intimement unie, que cet auteur et d'autres le présument, à la présence d'une détermination phleg-

masique sur le cœur. S'il m'était permis d'invoquer
ici le résultat· de mes propres recherches , depuis
quatorze ans que j exerce la médecine dans les hôpitaux militaires , je dirais : que sur vingt–sept cas de
rhumatisme polyarticulaire dont je retrouve l'histoire
dans mes notes , j'en ai rencontré cinq dans lesquels
le mouvement fébrile , éclos en même temps que les
phénomènes arthritiques, leur a survécu, et cela sans
aucune complication phlegmasique appréciable du
côté du cœur.

En résumé, soit que l'endocardite ou la péricardite
coïncident , dès le début, avec le rhumatisme articulaire , et marchent, et se développent avec lui ; soit
que, postérieures à l'affection articulaire , elles apparaissent au milieu de son cours, mais sans que celle-ci
disparaisse; soit qu'elles arrivent lorsque le rhumatisme perd déjà notablement de son intensité ; elles
n'ont pas pour cela, plus que l'arthrite elle–même, la
faculté , la possibilité de produire des symptômes
généraux qui les précédent , ou qui se développent
en même temps qu'elles. Comme elles, lesdits symptômes sont le résultat d'une cause générale supérieure
dont dépendent deux ordres de phénomènes , les
phénomènes généraux , les phénomènes locaux.
Quand le général et le particulier se développent en
même temps , il est plus rationnel , je le répète , de
subordonner le particulier au général , que de faire le
contraire. Mais le moins que puissent nous accorder
nos adversaires, c'est qu'on s'abstienne de prononcer.

Entendons-nous , cependant , je ne prétends pas
qu'une fois produites, les déterminations sur les articulations, ou sur le cœur, n'exercent aucune influence

sur le mouvement fébrile, ne l'accélèrent pas, n'a-
joutent rien à•son intensité, ou à sa durée. Je sais que,
sur le vivant, tout effet produit est une cause, et que,
dans l'espèce qui m'occupe, l'effet-cause est quelque
chose de considérable à coup sûr. Mais il en est de
même dans des intoxications reconnues. Croit-on
que les pustules de la variole n'interviennent pas, en
tant que travail phlegmasique, dans le mouvement
de la fièvre varioleuse? Et cette fièvre en reste-t-elle
moins pour cela le symptôme d'une intoxication,
comme les pustules elles-mêmes? Donc, la faculté
d'avoir une part dans la production de la réaction
n'implique nullement, en faveur des localisations du
rhumatisme articulaire aigu, l'attribut de n'être pas
de simples phénomènes intégrants du fait général et
dominateur. Elles lui sont essentiellement subordonnées et conjointes; ce qui signifie non-seulement
qu'elles ne le produisent pas, mais encore qu'elles ne
le *compliquent* pas; j'insiste sur ce dernier terme. Je
vais, au reste, essayer de rendre cela plus clair, en
m'occupant des signes.

134. — La question des signes me conduit à examiner sous une nouvelle face celle des déterminations
morbides dans le rhumatisme articulaire. J'observe
d'abord, dans l'esprit de ce livre, particulièrement de
mon neuvième chapitre, qu'en parlant de l'endo-péricardite rhumatismale, cet élément intégrant de certains
rhumatismes articulaires aigus, les auteurs se servent
très-improprement du mot de *complication*. Sa non-
constance dans le rhumatisme ne les autorise point
à l'appeler ainsi. L'endo-péricardite rhumatismale n'est

pas plus une complication que l'arthrite elle-même. Ne joue-t-elle pas, d'après M. Bouillaud, le rôle d'une arthrite? Si l'on considère la détermination arthritique par rapport à telle ou telle articulation, plutôt que par rapport aux articulations en général, on s'aperçoit qu'elle n'est pas autrement constante que la détermination sur le cœur. Ce qu'il y a de constant, c'est une détermination sur le système séro-fibreux des articulations seules, ou des articulations et du cœur. Or, cette constance d'une détermination sur un organe, un appareil, ou un tissu, doit être considérée, nous l'avons vu, comme un signe de maladie primitivement générale, surtout comme un signe d'intoxication. (§ 113).

D'un autre côté, le travail local, en tant que signe, présente deux traits saillants auxquels on reconnaît à la fois sa spécialité et sa subordination. Il présente : 1° une allure mobile, superficielle, diffuse ; 2° un défaut de tendance à la suppuration. Ce sont là, je le présume, des caractères distinctifs. Quant au premier, Monneret lui-même l'apprécie en ces termes : « Nous ne pouvons nous empêcher de croire que la phlegmasie rhumatismale est une de ces phlogoses érythémateuses et fugaces qui donnent lieu, le plus ordinairement, à la rougeur, à la tuméfaction, à l'injection superficielle des membranes, et très rarement à la sécrétion du pus. » (Compend.; t. 7. p.375.) M. Trousseau qui nomme le rhumatisme articulaire *une fièvre rhumatismale*, considère la fluxion arthritique, cette fluxion qui se présente sur un point avec une vivacité menaçante, et se retire souvent aussi vite qu'elle était venue, cette fluxion si douloureuse, aux phénomènes

de laquelle le système nerveux prend une si grande
part, *comme quelque chose d'analogue aux fluxions
catarrhales.* « Que si, dit-il, on substitue, pour parler
comme Bichat, le système cellulaire séreux et fibreux
au système muqueux, on se rendra très bien compte
des analogies et des différences de ces deux espèces
d'affections aiguës, la fièvre catarrhale, et la fièvre
rhumatismale. » *(Thérapeut., t. 1, p. 635.)* Je suis
de cet avis, et n'ai pas besoin de faire remarquer que
les fluxions catarrhales (la grippe en particulier), sont
ordinairement le résultat d'un état général, d'une
cause qui agit sur l'ensemble de l'organisation.

M. Trousseau reprend : « On peut dire que la fièvre
rhumathismale aiguë est, qu'on nous permette cette
expression, vaguement, spécieusement inflammatoire;
ou plutôt qu'elle en affecte les symptômes, sans en
posséder le signe pathognomonique ; et qu'elle est
une fausse fièvre inflammatoire ; *de même que les
phlogoses rhumatismales sont de fausses inflammations.* » *(Thérapeut. t. 1. p. 637.)* J'adopte pleinement
cette manière de voir : que signifie-t-elle ? Que le
rhumatisme, ou mieux que la *spécialité* qui produit
la détermination rhumatismale est le fond, le *substratum* des phénomènes généraux, comme des phénomènes locaux; que cette cause spéciale quelconque
fait partie intégrante des éléments de la fluxion, s'incorpore, pour ainsi dire, aux phénomènes (§ 84),
assiste au conflit, puis aux faits de transformation
pathologique, quand il y en a. Assiste, dis-je, au
conflit, et lui imprime une allure spéciale, dont le
caractère, dans le rhumatisme aigu, est la douleur
excessive jointe à la mobilité, et, généralement, à

16

l'impuissance de désorganiser le tissu cellulaire. —
Il y a là, comme dans bien d'autres fluxions actives
qu'on croit être des phlegmasies, quelque chose qui
trompe l'œil et tend à égarer le jugement ; c'est la
coexistence d'une enveloppe inflammatoire et d'une
spécialité. L'une enlace l'autre dans ses plis, et le
pathologiste, se laissant aller à ce mirage, oublie le
fond et prend des effets pour des causes. J'ai déjà
signalé ces déterminations pseudo-franches qui sont
bien plus nombreuses, à mon avis, que les véritables
phlegmasies.

Rappelons ici ce qui a été dit précédemment de
l'incorporation de la cause de nature humorale, de
celle qui a pour siége, à un titre quelconque, le
fluide nourricier ; il m'importe de mettre en relief
cette idée vraie et d'en bien saisir les conséquences.
— Qu'une épine soit enfoncée dans un tissu vivant,
où que le virus syphilitique soit introduit sous l'épiderme, il y a dans les phénomènes quelque chose
qui ne varie pas, du moins essentiellement, c'est la
fluxion. Les mouvements de fibres, de molécules,
les faits d'attraction proprement dite, tout ce qui regarde la *physique vivante*, est à peu près pareil dans
les deux circonstances. Mais ces faits en contiennent,
en préparent d'autres, ceux de transformation, de
plasticité, de *chimie vivante*. Eh bien ! ceux-là seuls
sont variables, essentiellement, et dissemblables.
Pourquoi ? Parce que la cause, le virus, y intervient et
s'incorpore à la transformation. Sans cela une simple
brûlure pourrait produire l'ulcère syphilitique. Ce
principe est la source d'un grand nombre de distinctions d'une importance capitale.

135. — M. Trousseau fait appel à un aphorisme très vulgaire et cependant profondément vrai. « Le rhumatisme , nous dit-il , est si peu inflammatoire en lui-même que, dans la pratique , on l'oppose constamment à l'inflammation. Telle affection , dit-on , n'est point inflammatoire, ce n'est qu'un rhumatisme , et ce diagnostic différentiel est un de ceux qu'on a le plus souvent occasion de faire. Or, cette différence n'est point illusoire aux yeux du praticien ; dès qu'il est fixé sur ce point, son pronostic et son traitement en reçoivent de profondes atteintes. » (*Thérapeut.* t. 1. p. 638.) L'essentiel serait donc de savoir ce que c'est que le rhumatisme, de rechercher la cause prochaine de cette attraction toute spéciale qui se manifeste, dans certaines circonstances, et sur certains points de l'économie, entre le parenchyme et le sang, au milieu d'un appareil fébrile. Cette cause est-elle dans le sang , ou dans les nerfs ? Nous n'en sommes pas là ; avant de se demander ce qu'est le rhumatisme , il faut montrer ce qu'il n'est pas.

Monneret et d'autres ont commis une grave erreur, en attribuant la forme particulière des symptômes, et les signes spéciaux de l'arthrite rhumatismale à la considération anatomique des tissus affectés. C'est à la cause prochaine spéciale qu'il faut rattacher les phénomènes morbides spéciaux. Changez la cause, la considération anatomique des tissus restant la même, la scène change à l'instant. Que l'auteur du *Compendium* se juge sur ce passage : « Nous ne croyons pas, dit-il, *que l'arthrite qui est déterminée par la métastase d'une blennorrhagie supprimée brusquement soit de même nature que l'arthrite rhumatismale ; nous trou-*

vons la preuve de ce que nous avançons dans les remarques suivantes : 1° l'arthrite blennorrhagique occupe une seule jointure ; 2° elle suit ses phases régulières dans le lieu où elle s'est fixée, et ne se déplace point comme l'arthro-rhumatisme ; 3° elle se termine plus souvent que ce dernier par la suppuration articulaire. » *(Compend., t. 7, p. 387.)* A quoi donc attribuer de pareilles différences, si-non à la considération de la cause prochaine ? Même remarque par rapport aux arthrites purulentes qui succèdent à la phlébite simple ou puerpérale, qui sont le résultat de la morve aiguë, de certaines varioles, de la pyo-hémie, d'où qu'elle vienne ; elles n'ont guère de tendance à la mobilité, et produisent très généralement la suppuration. J'ajoute que, dans ces cas divers, comme dans les cas d'inflammation articulaire traumatique, je n'aperçois plus une coïncidence aussi fréquente, tant s'en faut, d'une détermination morbide sur le cœur, avec l'arthrite. Ce qui prouve sans conteste que, dans la propagation de l'arthrite, les sympathies directes et réflexes ne jouent pas le principal rôle, et qu'il y faut encore la présence d'une cause prochaine générale et spéciale qui se jette sur les tissus, en vertu de l'attraction, dès que la sympathie les ébranle, et qui les dispose de la sorte à un rapport d'attraction spéciale, au conflit anormal dont j'ai longuement parlé. Que si l'arthrite rhumatismale, ou mieux pseudo-rhumatismale, se manifeste au déclin de quelques exanthèmes, avec l'allure du rhumatisme, comme sous l'influence d'un dernier effort de la spécificité exanthémateuse, c'est qu'il est de la nature de certains exanthèmes de donner lieu à des fluxions de

forme catarrhale. Au reste, ce dernier fait est encore
une raison qui appuie l'hypothèse de l'origine humorale du rhumatisme articulaire aigu.

Mais la tendance à la désorganisation, à la suppuration, est-elle réellement très-faible ; dans *cette
phlogose erythémateuse et fugace* qu'on nomme le
rhumatisme articulaire? Oui, si l'on compare les unes
aux autres un grand nombre d'observations, en ayant
un soin particulier de tenir compte des éléments
étrangers au rhumatisme qui le compliquent et modifient sa marche et ses terminaisons. L'auteur du
Compendium, partisan décidé de la nature phlegmasique du rhumatisme, avoue lui-même que cette
maladie aiguë a peu de tendance à produire la suppuration. « L'ulcération, dit-il, et la destruction de la
synoviale ne nous paraissent pas appartenir à l'arthrite
rhumatismale. » *(Compend., t. 7. p. 374.)* M. Grisolle
est de cet avis, il critique habilement les trente-sept
observations de M. Bouillaud, fournies à l'appui d'une
opinion contraire, et les nie légitimement presque
toutes, une à une, puis conclut en ces termes : « La
suppuration, dans le rhumatisme articulaire aigu, est
un accident infiniment rare, *tellement rare qu'il n'en
existe peut-être pas encore de faits bien authentiques.*»
*(Grisolle, traité élément. de patholog. interne t. 2,
p. 834.)* — Sauf complications, ce n'est guère, en
effet, que dans la forme chronique que l'on observe
de pareilles altérations, mais la forme chronique est
plutôt, bien souvent, le résultat du rhumatisme que le
rhumatisme même. Si quelques cas de suppuration
se remarquent dans l'état aigu du rhumatisme arthritique, c'est que, abstraction faite de l'état rhumatis-

mal, le mouvement fébrile peut , par lui-même , conduire exceptionnellement une fluxion quelconque jusqu'à la phlogose purulente ; et c'est que bien souvent aussi , comme je viens de le dire , quelque spécialité se mêle à la spécialité rhumatismale. « Les faits de suppuration , écrit Monneret, observés par Malle et empruntés par M. Bouillaud à différents auteurs , rentrent, pour la plupart, dans cette catégorie de cas qui ont été observés à une époque où l'on ne connaissait pas les résorptions purulentes et les affections septiques virulentes qui sont souvent la cause d'épanchements purulents. » *(Compend. loc. cit.)* .

136. — Cependant, on peut nier , je ne me le dissimule pas , la validité des distinctions que le *Compendium* établit entre l'arthrite rhumatismale et l'arthrite blennorrhagique, on peut, par le même motif, n'accorder aucun crédit aux caractères particuliers attribués par les nosographes, et notamment par M. Velpeau à l'arthrite blennorrhagique, en ces termes : « 1° L'arthrite des individus atteints de gonorrhée est remarquable en ce sens qu'elle est ordinairement peu douloureuse ; 2° l'arthrite blennorrhagique est souvent annoncée, comme les autres, par des frissons, ou même par un accès de fièvre, mais elle s'en distingue par son développement soudain et par le volume sans rougeur proportionnelle qu'acquiert l'article très-promptement. » *(Diction. de méd., t. 4, p. 159 et 161.)* On peut, en un mot, comme vient de le faire mon ancien condisciple et ami, M. Marchal (de Calvi), dans le *Recueil des mémoires de médecine, de chirurgie et de pharmacie militaires* (2me série , 11me volume),

défendre la théorie de l'arthrite *uréthro-sympathique*
(cette expression contient une doctrine) ; la défendre
avec talent , et lui donner une portée pathogénique
des plus importantes. Mais je ne crois pas qu'on par-
vienne à prouver , pour quiconque y regardera d'un
peu près, l'illégitimité des distinctions du *Compendium*
et de M. Velpeau. Cela me touche de près , car c'est
en vertu de la réalité de ces distinctions , que j'écrivais tout à l'heure contre ceux qui font dépendre
l'allure spécifique de l'hypérémie rhumatismale, de la
seule considération anatomique des tissus : *changez la*
cause, l'état anatomique restant le même , la scène
change à l'instant. Si la théorie de M. Marchal est
fondée, cette proposition est fausse; l'arthrite rhumatismale et l'arthrite blennorrhagique, malgré la différence capitale qui existe entre leurs causes prochaines,
s'identifient. Donc il m'importe d'exposer très briève-
ment et de juger des opinions qui sont de nature à
éclaircir à la fois le point d'étiologie qui m'occupe en
ce moment , et l'objet principal de la thèse que je
soutiens.

Sans avoir la prétention de critiquer *in extenso* le
beau travail de mon honorable collègue, je puis tirer
parti, je crois , de ses observations , de ses lumières
et de ses erreurs; y relever enfin tout ce qui me paraît
utile au but que je veux atteindre. — La question
importante entre nous , est de savoir comment une
blennorrhagie uréthrale se transmet au système articulaire ? Des auteurs nombreux et importants répondent
qu'elle se transmet par *métastase.* Mais qu'entend-on,
ou mieux que doit-on entendre par ce terme ? D'après
M. Marchal (de Calvi), « on doit entendre par *métastase*

le déplacement d'une affection. Et en effet, dit-il, c'est l'affection , non la maladie qui se déplace. Exemple : la goutte fixée au genou disparaît de ce siége et se porte sur l'estomac; ce n'est pas la maladie, c'est la manifestation de la maladie, l'affection, qui a changé de place. *La maladie ne peut changer de place, par une bonne et simple raison, c'est qu'elle est générale.* » (Marchal (de Calvi), *Recueil*, p. 27.) Je réponds, qu'une maladie générale d'une nature spécifique, telle que la goutte, tient à un rapport entre une cause morbifique et l'économie. Or, la cause morbifique qui entretient ce rapport, sans cesser d'agir sur l'ensemble ou d'être générale, agit cependant, en vertu des *sensibilités spéciales* et autres éléments de la question , avec plus d'intensité sur un point que sur un autre , sur le point pour lequel elle a le plus d'affinité. Or , lorsque je dis que la goutte se déplace, en se portant d'une articulation sur l'estomac, j'exprime cette vérité, que le lieu de prédilection de la maladie a changé, pour des motifs quelconques, dont je ne m'informe pas dans ce moment. Ceci dit, à propos d'une maladie d'origine humorale, il est clair que la distinction que l'on fait entre la maladie et l'affection est bien plus méthodique, que réelle. En effet, si *la maladie*, dans l'espèce , est un rapport général entre une cause spécifique et l'organisme; l'*affection* est un rapport particulier, et plus précis, entre cette même cause et une partie de l'organisme. La maladie est donc réellement dans l'affection , elle en est le fond : d'où de nombreuses différences entre les déterminations spécifiques qui sont toutes des affections. C'est ainsi que la goutte , la maladie , est de nécessité dans ses

déterminations, qui, sans cela, ne se distingueraient
pas des arthrites ordinaires. En d'autres termes, les
affections goutteuses sont autant de phénomènes intégrants de la goutte. Se déplacent-elles ? La goutte
alors se déplace à coup sûr, dans le sens indiqué
ci-dessus : voilà la métastase.

D'après M. Marchal : « L'affection qui se déplace
est *humorale* ou *irritative*. Dans la goutte, *la métastase*
est humorale. Lorsque, pour dissiper une irritation,
on applique un vésicatoire, on cherche à provoquer
une métastase irritative. On voit ici le rapport qui
existe entre la métastase et la révulsion. ». *(Recueil,*
p. 28.) Je le veux, mais si dans le déplacement de
l'affection il y a métastase humorale, transport d'humeur, M. Marchal est évidemment de mon avis, car
c'est cette humeur, apparemment, dont le rapport
avec les organes constitue, sous deux aspects, et la
maladie, c'est-à-dire l'état de l'ensemble, et l'un de
ses phénomènes intégrants, l'affection. D'un autre côté,
quand une cause irritante, telle qu'un vésicatoire, excite
une partie, elle agit particulièrement sur ses propriétés
vitales qu'elle met en mouvement; elle agit ainsi à la
surface, et, pour employer le même langage méta-
phorique dont je me suis déjà servi, refuse de s'incorporer aux phénomènes. Dès lors, les propriétés
vitales dominent seules, dirigent seules une série
morbide à peu près toujours semblable à elle-même,
l'irritation. Il n'en va point ainsi; nous l'avons vu, d'un
virus, d'une spécificité quelconque de nature humorale; c'est là une de ces causes qui, loin de n'agir
qu'à la surface, font corps avec les déterminations.
Autrement, je le répète, une brûlure pourrait produire

par elle-même le chancre de la syphilis. Il y a donc une différence d'essence, qu'il est important de noter, entre la métastase humorale et la métastase irritative.

137. — Ces points éclaircis, sachons si l'arthrite blennorrhagique est le produit d'une métastase humorale? Des auteurs très estimés, nommés par M. Marchal, tiennent à différents points de vue pour la métastase: Swédiaur, Cullérier, Lagneau, Gibert, Beaumès, Vidal (de Cassis), Foucart, etc., défendent cette théorie. Quelle est donc, contre eux, la doctrine de notre savant collègue? « L'étiologie de l'arthrite blennorrhagique, écrit-il, comprend deux faits essentiels, la diathèse et la sympathie morbide uréthro-articulaire. — 1° La diathèse nous paraît indispensable; en d'autres termes nous pensons que l'arthrite blennorrhagique affecte seulement les individus *sujets* aux phlogoses articulaires; que, sans cette circonstance, l'uréthrite ne développerait pas plus l'arthrite qu'elle ne serait capable de développer la goutte, sans la diathèse goutteuse. » *(Recueil, p. 23.)* Mais enfin de quelle diathèse entendez-vous parler? L'auteur répond catégoriquement : « Sans aucun doute, c'est, le plus souvent, la diathèse rhumatismale qui existe; *et le plus souvent aussi l'arthrite blennorrhagique ne diffère pas de l'arthrite rhumatismale, abstraction faite de la cause déterminante.* » *(Recueil, p. 23.)* Ainsi, en résumé, très-généralement, abstraction faite de la cause déterminante, arthrite rhumatismale et arthrite blennorrhagique seraient choses identiques. Voilà ce que je n'admets pas. Pourquoi? Parce qu'il m'est impossible de faire abstraction de la cause détermi-

nante, si elle est virulente, humorale. Je vais soutenir cette manière de voir, appuyé sur les remarques qui précèdent, relatives à la maladie et à l'affection. Le point fondamental de la théorie de M. Marchal est celui-ci : « L'arthrite blennorrhagique affecte seulement les individus *sujets* aux phlogoses articulaires. » *(Loc. cit.)* Je suis de cet avis. Mais je ne pourrais m'entendre avec mon honorable collègue sur le sens à accorder au terme *sujets*, qu'il souligne avec soin, et qu'il explique. Qu'est-ce, à son avis, qu'être *sujet* à la phlogose articulaire ? C'est être porteur nécessairement d'une *diathèse*, particulièrement d'une diathèse rhumatismale. *(Recueil, p. 23.)* « Dans le langage de l'école, écrit-il, on appelle cela (la diathèse) une *prédisposition*, terme impropre, en ce sens qu'il donne l'idée non de quelque chose qui est, mais de quelque chose qui peut être. » *(Recueil, p. 24.)* Cette négation de la *prédisposition*, au profit de la *diathèse*, est, à mon sens, une grande erreur qui en contient d'autres. Entre ces deux objets, *prédisposition*, *diathèse*, la ligne de démarcation n'est pas toujours facile à tracer, je le sais; mais ils ne peuvent être confondus. Cela est si vrai que tel peut être *prédisposé* à une *diathèse*, tel ne l'être pas. Exemple : deux hommes atteints de syphilis primitive sont traités, dans les mêmes conditions, par les mêmes moyens; l'un guérira facilement, l'autre, en dépit de toutes les ressources de l'art, arrivera à la syphilis constitutionnelle, à une diathèse, *sui generis*, bien différente de l'infection première. Or, ces deux sujets, avant d'avoir contracté le chancre, pouvaient être, étaient même, je le suppose, également sains. Quelle différence existait donc

entre eux? Celle de la *prédisposition*. Je ne me charge
pas de déterminer exactement ce que ce mot représente. Si je disais que la prédisposition consiste dans
un état particulier des solides, des liquides, des
impondérables, dans un rapport particulier entre ces
divers éléments constitutifs de la vie, rapport qui
rend certains individus plus aptes que d'autres, plus
sujets à contracter certaines maladies, je ne dirais rien
de plus qu'en employant purement et simplement le
terme *prédisposition*. On dit que ce terme est impropre,
en ce sens qu'il donne l'idée, non de quelque chose qui est,
mais de quelque chose qui peut être. Une pareille raison
ne me satisfait pas. La *prédisposition* à une gastrite
me donne l'idée d'un état particulier, et même physiologique de l'estomac qui rend A plus apte que B à
subir une inflammation de cet organe. Or cet état,
quelle qu'en soit la nature, est bien quelque chose *qui*
est, apparemment, et le quelque chose *qui sera*, le
possible est la gastrite. La *prédisposition* contient donc
à la fois *un réel* et *un possible*, l'un pouvant appartenir
à l'ordre physiologique, l'autre appartenant hypothé-
tiquement à l'ordre morbide, tandis que la *diathèse*
ne contient qu'une réalité de l'ordre morbide.

138. — Ceci posé, je me demande si on ne peut pas
être *prédisposé* à la phlogose d'une ou de plusieurs
articulations, le cas échéant, sans être pour cela porteur
d'une diathèse rhumatismale, ou autre? Telle est mon
hypothèse; si je ne la convertis pas en principe,
expérimentalement, si je me contente de l'appuyer
sur l'analogie, je ne pense pas qu'on puisse expérimentalement la contester. Donc elle fait au moins échec

à la première. Aussi bien, si une sonde introduite dans le canal donne naissance à une arthrite quelconque, il est permis de supposer que le fait peut avoir lieu, à l'aide des sympathies ; en vertu de la diathèse comme en vertu de la prédisposition. Il y a, à cet égard, des distinctions à faire : raisonnons sur différentes circonstances qui peuvent se présenter.

Le sujet chez lequel une uréthrite traumatique produit l'arthrite, est-il porteur d'une diathèse rhumatismale ; le rhumatisme arthritique pourra, nonobstant, se développer et coïncider avec l'écoulement, comme il pourra le révulser et le tarir. Comment cela se passe-t-il ? La diathèse rhumatismale existant, pour peu que l'uréthrite irrite l'articulation, par voie de sympathie, l'état général, la maladie, se détermine, *localise*, qu'on me passe cette expression justifiée du reste par l'usage, sur le point sympathiquement irrité, où il développe des symptômes relatifs à sa nature, des symptômes spéciaux. La sympathie n'est que la cause occasionnelle, dans ce cas, de la localisation d'un état morbide général. Si l'irritation de l'urèthre est révulsée, elle tourne au profit de la phlogose arthritique, mais seulement à titre d'irritation ; et, véritablement, je ne vois pas la distinction qu'on pourrrait faire entre une révulsion et une métastase irritative. — Une seconde articulation devient malade, et, à mesure que le rhumatisme l'envahit, la fluxion morbide se retire de la première. J'ai peine à comprendre cette fluxion sur une nouvelle articulation, sans qu'il y ait quelque chose de changé, au préalable, dans la vitalité de ladite articulation. Or le changement qui me paraît indispensable, c'est le mouvement sympa-

thique, c'est l'irritation sympathique. Intervient-elle ?
Aussitôt la détermination nouvelle se prononce. Il n'y
a pas, à proprement parler, transport de l'agent rhumatismal, du premier point au second, il y a seulement
seconde fixation d'une diathèse générale ; à l'occasion
d'un jeu de sympathies que je viens d'indiquer. Et
maintenant, la première arthrite s'efface-t-elle par
suite d'une révulsion, d'une métastase irritative ? Ou
s'efface-t-elle simplement parce que la diathèse ne
peut suffire à entretenir plusieurs déterminations ? Je
l'ignore. Je suis tenté de croire que le phénomène a
deux raisons d'être. En tout cas, dans l'espèce, l'uréthrite joue un rôle secondaire, la diathèse un rôle de
premier ordre : aussi le rhumatisme marche-t-il selon
sa nature, et c'est le cas de faire abstraction de la
cause occasionnelle qui l'a mis en mouvement. Vous
ne verrez point la suppuration survenir, dans ces circonstances, à moins qu'elle ne soit le résultat de
quelque complication, de l'infection purulente, ou de
l'intoxication miasmatique des hôpitaux.

Mais si le sujet chez lequel l'uréthrite traumatique
existe, au lieu d'être sous le coup d'une diathèse rhumatismale, d'une maladie, est simplement *prédisposé*
à l'inflammation articulaire, son uréthrite pourra, par
voie de sympathie, donner des suites à une pareille
prédisposition. Qu'observerez-vous ? Une arthrite analogue au rhumatisme, plutôt que rhumatismale. Comment la distinguer du rhumatisme ? Je ne sais. Mais
d'un autre côté, comment l'identifier *à priori* avec le
rhumatisme, c'est-à-dire comment nier, *à priori*,
cette sorte d'arthrite, en même temps que la *prédisposition* ? On dira que je l'affirme *à priori*. Mais n'est-

elle pas corrélative au fait de *prédisposition* que j'ai opposé très-rationnellement à celui de diathèse, et qui est fondé en analogie? Les faits sont-ils tels qu'on puisse, toutes les fois qu'une uréthrite traumatique est l'origine d'une phlogose arthritique, déclarer que celle-ci est le résultat de la sympathie et d'une diathèse rhumatismale préexistante ? Je ne le pense pas.

Sur quatre observations d'arthrite dite uréthro-sympatique, insérées dans le *Recueil* (p. 74 à 79), deux particulièrement, la seconde et la troisième, donnent, ce me semble, satisfaction aux idées que je viens de présenter. — Dans la seconde, à la suite du cathétérisme, une fièvre intense, précédée d'un frisson violent, fut suivie d'une arthrite mono-articulaire, purulente et de mort. L'examen du cadavre éloignant toute idée de pyohémie, il reste, d'après M. Marchal, qu'il s'est produit, chez ce malade, *une arthrite suppurée uréthro-sympathique, et non pas une arthrite pyohémique.* (*Recueil*, p. 77.) — Je demande alors comment la maladie dont j'ai la description sous les yeux a pu procéder du général au particulier? Expliquons-nous : on pourrait admettre l'hypothèse de M. Marchal, si l'arthrite avait précédé le frisson et la fièvre; dans ce cas elle eût réellement mérité le nom de sympathique; mais ce n'est point ainsi que les phénomènes ont marché. Ce n'est que le lendemain d'une fièvre intense, précédée de frisson, que le genou droit devint douloureux, que la langue se sécha, que le délire apparut, que l'adynamie se déclara. Que dirais-je? Qu'on n'observe guère de cas de cette sorte que dans les hôpitaux, que dans les lieux où l'intoxication miasmatique exerce plus ou moins son empire. J'interprète le fait à mon point de vue. L'uréthrite, dans cette circonstance, a pu, a du irriter l'articulation par voie de sympathie; mais le frisson, mais la fièvre primitive témoignent nécessairement d'un état général; probablement acquis dans les salles de l'hôpital; qui a fait explosion et s'est déterminé sur le point d'appel sympathique. L'arthrite purulente est selon moi, dans ce cas, le résultat d'une intoxication. J'éloigne, si l'on veut, l'idée de pyohémie, mais je ne comprends pas qu'en présence d'une pareille série morbide, on puisse considérer l'uréthrite comme autre chose qu'une cause occasionnelle tout à fait secondaire.

Aussi, répondra-t-on, nous tenons pour la préexistence d'une *diathèse* rhumatismale. — Je réplique que, si une telle diathèse, agissant par elle-même, a des phénomènes qui lui sont particuliers, et, entre autres, ce caractère très généralement reconnu *de ne pas se terminer par suppuration*, je ne vois pas comment et pourquoi cette même diathèse, lorsqu'elle se met en mouvement sous l'influence d'une simple cause occasionnelle, d'une irritation du canal qui, dit-on, *peut-être très limitée et à peine sensible*, changerait sa manière d'agir et produirait la suppuration de l'article. L'hypothèse de M. Marchal n'est donc point fondée en analogie; elle a même l'analogie contre elle, tandis que la mienne, celle d'une intoxication des hôpitaux, ou autre, a, par voie d'exclusion, l'analogie de son côté. — En tous cas, cela soit dit d'une manière générale, si l'arthrite appelée *uréthro-sympathique* ne peut se passer, pour se développer, de la présence d'une diathèse, cette dite arthrite est à coup sûr bien plus *diathésique* que *sympathique*, et il n'est pas d'une bonne méthode de tirer le nom qu'on lui donne d'une simple cause occasionnelle de la détermination morbide, plutôt que de la cause réelle, c'est-à-dire du fond même de la maladie.

La troisième observation présentée par mon honorable collègue suit absolument la même marche, mais l'homme guérit ankilosé. — Je ne m'y arrête pas, pressé que je suis d'arriver à la vraie question, celle de la nature de l'arthrite blennorrhagique, et à la confirmation de ce principe : *changez la cause, l'état anatomique restant le même, la scène change à l'instant* (§ 135); principe qui s'applique particulièrement, c'est entendu, aux causes de l'ordre humoral.

139. — Qu'est-ce qu'une blennorrhagie ? Pour les uns, c'est un simple écoulement catarrhal, produit de l'irritation ; pour d'autres, c'est un écoulement virulent. J'admets les deux espèces, et, quant à la seconde, je distinguerai. Il le faut bien, puisque la nature de la virulence varie ; et varie même, je le suppose, plus qu'on ne l'a cru. En tout cas, je suis avec ceux qui reconnaissent au moins deux virus; celui du chancre qui transmet le chancre, et donne lieu à des accidents secondaires pathognomoniques de la syphilis, celui, ou ceux de la blennorrhagie, qui se propagent par contagion, et donnent lieu, eux aussi, à des accidents secondaires qu'on peut appeler, au dire de certains auteurs, *sous-syphilitiques* : ce sont des dartres, des éruptions anomales, différents accidents spécifiques du côté de la peau (Lagneau). — Le virus blennorrhagique contagieux se généralise-t-il dans l'économie ?

N'ayant point à approfondir la question , je me contente de citer Beaumès : « L'expérience , nous dit-il , prouve surabondamment que les veines absorbent à la surface de toutes les muqueuses les substances liquides, ou non liquides, ou gazeuses, même les plus malfaisantes ; on sera donc fondé à admettre que *la matière blennorrhagique* peut être absorbée à la surface de la muqueuse uréthrale par le système veineux... Or , personne n'affirmera , *à-priori* , qu'un principe délétère comme le muco-pus blennorrhagique, capable de produire les effets de la contagion que nous connaissons ; transporté dans l'économie ; se trouve incapable de produire un effet fâcheux quelconque sur le système nerveux , sur les organes ; etc. » (Beaumès, t. 1, p. 225.) Je m'en tiens là, admettant du reste avec le même , et bien d'autres , que les accidents secondaires propres à la blennorrhagie virulente sont : « particulièrement les formes érythémateuses, papuleuses , pustuleuses peu graves , furfuracées , squameuses , maculeuses... et , dans les tissus fibreux , des douleurs articulaires *simulant le rhumatisme.* » *(Ibid. loc. cit.)* Je raisonnerai sur ces principes que d'excellents syphilographes ont , selon moi, fortement établis. Je crois aussi , avec la plupart des mêmes observateurs, en vertu de leurs données et de mon expérience propre , que le muco-pus contagieux peut être absorbé et *généralisé,* avant de *localiser* d'une façon quelconque. Certain mode d'invasion de la blennorrhagie, qu'on ne remarque pas assez, est favorable à cette supposition. Après cinq, six , huit , quinze jours d'incubation, un frisson, suivi de mouvement fébrile, survient pendant la nuit, et le lendemain

la blennorrhagie se manifeste. Entre le moment de
l'absorption du muco-pus, et le mouvement fébrile
critique, aucune douleur, aucune trace d'irritation du
canal n'a dénoncé la présence d'un travail local.
Dernièrement encore j'ai vu ce fait se présenter, dans
mon service, à l'hôpital militaire de la Rochelle, et
j'en ai pris note en présence de M. Mérimée, médecin-
major.

Quoi qu'il en soit, la blennorrhagie non virulente et
même virulente *peut rester une maladie locale et qui
épuise toute son action sur le canal.* (Lagneau.) Or, s'il
en est ainsi, et si elle rencontre, sur un sujet, la diathèse rhumatismale, elle peut agir sur les articulations, à la manière des uréthrites traumatiques; et
comme je l'ai indiqué. Dans ce cas, il n'y a point de
métastase humorale, mais bien une simple irritation
sympathique d'un article, d'où l'appel, sur ledit
article, soit d'une diathèse rhumatismale pure, soit
d'une diathèse mixte, si le malade est scrofuleux,
ou dartreux, ou soumis à quelque intoxication accidentelle, ou permanente. Mais si la virulence *n'épuise pas
toute son action sur le canal,* si elle se *généralise,* au
sens des paroles de Béaumès, rapportées ci-dessus, les
choses se passent autrement. Ce que l'irritation sympathique de l'articulation aurait fait pour la diathèse
rhumatismale, elle le fait pour l'état général blennorrhagique. Les choses, alors, s'effectuent selon le
mécanisme indiqué. (§ 135.) Généralement, au cas
de virulence, pour peu qu'un article s'irrite sympathiquement, la métastase réelle, le transport d'humeur,
a lieu. Comment? Par généralisation du principe
morbide, d'abord; c'est même pour cela que l'arthrite

blennorrhagique est si souvent, précédée de troubles généraux, et de frisson (Velpeau); ensuite, par une détermination nouvelle du toxique sur le point d'appel sympathique; et c'est encore pour cela que l'arthrite blennorrhagique a sa physionomie propre, relative à la cause humorale prochaine, *sui generis*, de la détermination. C'est ainsi que la maladie elle-même, consistant dans le rapport d'une cause de l'ordre humoral avec l'organisme, est dans l'affection. Tel est, ce me semble, le moyen de concilier, dans le vrai, la doctrine des métastases avec celle des sympathies.

En dernière analyse, si l'affection arthritique est réellement blennorrhagique de sa nature; elle ne manque pas de se distinguer par les caractères que lui assignent MM. Monneret et Velpeau. Si on la confond souvent avec le rhumatisme et avec d'autres maladies, c'est que souvent elle se mêle à l'état rhumatismal, et à d'autres. Ce sont les *mixtes* qui compliquent les questions de médecine, embrouillent l'étiologie et donnent lieu, de la sorte, aux conclusions divergentes des pathologistes; mais observez des états tranchés, le rhumatisme articulaire franc et net, d'une part, l'arthrite blennorrhagique légitime, de l'autre, et vous n'écrirez plus d'une façon quasi-absolue : « que l'arthrite blennorrhagique est l'effet d'une sympathie morbide uréthro-articulaire; plus une influence diathésique rhumatismale. » (Marchal (de Calvi), *Recueil*, p. 26.) A cette question de mon savant collègue : Y a-t-il, dans l'arthrite blennorrhagique, une métastase humorale; est-ce le produit morbide sécrété par l'urèthre qui se porte sur les articulations? J'ai, ce me semble, assez clairement répondu.

Cependant, à propos de la métastase, on dit : « *Il n'y a que les principes qui font partie de la crase qui puissent se déplacer ainsi; or, le principe de la blennorrhagie n'est point dans ce cas. (Recueil, p. 28.)* Ces deux propositions considérables auraient besoin d'être démontrées. « Le principe de la blennorrhagie, ajoute-t-on, ne se porte, et ne peut se porter nulle part ; mais on peut le porter sur certaines parties, sur l'œil par exemple, et ailleurs. Combien ce mode diffère des métastases ! » *(Recueil, p. 28.)* Sans doute ce mode diffère des métastases , mais il ne les contredit pas. Dire que le principe de la blennorrhagie ne peut se porter nulle part , c'est nier la virulence de cette affection , et la possibilité des accidents secondaires sous-syphilitiques ou blennorrhagiques , dont parlent les auteurs. Ce point de vue, je ne l'ignore pas, peut-être défendu, mais sans succès : je tiens, quant à moi, sauf réserves, pour la théorie de Beaumès. J'ajoute que je crois avec M. Vidal (de Cassis) : « que ce n'est pas le muco-pus de l'urèthre qui se répand sur l'articulation, mais la cause qui le produit, la cause blennorrhagique. » *(Voy. Vidal, p. 105.)* Et j'entends formellement par là cause blennorrhagique, le fond même du muco-pus, le virus, *sui generis,* et non *l'irritation* au sens de M. Marchal , parce qu'elle n'est qu'un phénomène toujours semblable à lui-même et dont l'essence ne varie pas, et qui, je l'ai montré, ne s'adresse qu'aux propriétés vitales, qu'aux mouvements de physique, et non de chimie vivante que j'ai déjà nommés mouvements de transformation.

Je n'ai pu qu'effleurer une question des plus délicates; mon but était, non pas tant de la traiter, de

critiquer un travail remarquable, comme tout ce qui
sort de la plume de M. Marchal, et digne d'une très
sérieuse attention, que de défendre mes vues de pathologie générale et d'étiologie, surtout le principe de
l'importance qu'on doit attacher à la considération de
la cause, lorsque cette cause est humorale, lorsqu'elle
est du nombre de celles dont on ne peut, sans erreur
et sans danger, faire abstraction. Au reste, mon honorable ami n'apercevra, j'en suis certain, dans cette
critique réservée et imparfaite, que le désir sincère
que j'ai d'y voir clair partout avec lui.

140. — J'achève maintenant de prouver par l'étude
des signes que le rhumatisme articulaire est une
maladie primordialement générale et spéciale, dans
laquelle l'arthrite ne se montre qu'à titre de phénomène intégrant. — Un mot d'abord sur un signe qui
appartient à la peau et auquel on n'attache peut-être
pas assez d'importance. La peau, dans le rhumatisme,
est assez souvent le siége d'éruptions miliaires plus
ou moins confluentes. Or, on le sait, de pareilles
marques accompagnent généralement les *intoxica-*
tions spéciales, ou spécifiques. J'ai insisté déjà sur leur
valeur en séméiologie. Les régions où les auteurs
constatent le plus ordinairement l'éruption rhumatismale, sont les parties latérales du cou, sus-clavicu-
laires, latérales et sous-postérieures du tronc. Ces
miliaires rouges, d'après l'auteur du *Compendium* et
d'autres, sont quelquefois assez confluentes et mêlées
à des *sudamina*. M. Bouillaud a vu, dans le rhumatisme articulaire aigu, des taches rouges analogues à
celles de la roséole. Bien que ces éruptions ne se

montrent généralement qu'à une époque assez avancée de la maladie, j'ai eu, pour ma part, occasion de les observer deux fois, le second jour, dans les pays chauds; ce dont je viens de m'assurer en compulsant l'extrait de mes notes de Bougie et de Milianah. Ce ne sont pas là, je le présume, des phénomènes *sympathiques*, mais bien des signes positifs, si l'on en croit l'analogie, d'une altération primitive du fluide nourricier. J'indique, pour mémoire, et sans y attacher beaucoup d'importance, que c'est précisément à l'époque où ces *sudamina* se montrent que la sueur des rhumatismes exhale cette odeur singulière, acide, fade et nauséabonde, qui semblerait être une émanation de la spécificité.

141. — Les signes tirés du sang, si l'on en croit les préceptes des maîtres, dénoncent manifestement l'inflammation dans le rhumatisme articulaire aigu. Je dois, à ce propos, revenir sur une remarque importante déjà faite, c'est que, d'une part, pendant que tout plaide en faveur d'une maladie primitivement générale, *fièvre, intoxication, ou annexe*, les signes tirés du sang dénoncent *une phlegmasie*; et que, d'autre part, tandis qu'en général l'élévation du chiffre de la fibrine paraît traduire l'étendue et l'intensité du travail phlegmasique local, il n'en va point ainsi dans le rhumatisme, au dire de M. Andral et à sa grande surprise. *(Voyez Essai d'hématol., p. 99.)* D'où j'ai conclu légitimement, toute comparaison faite, que le rhumatisme articulaire et l'excès de fibrine dépendent au même degré d'une cause commune qui les domine. Mais cette remarque a maintenant une nouvelle portée, puisqu'il nous est donné de mieux apprécier la

signification du travail local , et de voir que , malgré
l'excès de la fibrine du sang qui coïncide avec lui, ce
travail local est, par ses allures, comme par ses résultats anatomiques les plus ordinaires, bien plutôt d'une
nature catarrhale, que d'une essence réellement inflammatoire. D'où il suit, je ne saurais trop le répéter,
qu'une détermination morbide qui n'est point une
phlegmasie, qui n'est point une complication phlegmasique, qui peut tout au plus être considérée comme une
spécialité , ou une spécificité phlegmasique , qu'une
détermination morbide, dis-je, qui fait partie, à titre
d'élément intégrant, d'une maladie d'origine générale,
fièvre ou intoxication, où *annexe*, élève le chiffre de
la fibrine du sang au même degré qu'une phlegmasie
franche ! Il y a là matière à réflexion.

C'est donc à tort que le *Compendium*, à propos de
l'excès de fibrine du sang dans le rhumatisme articulaire , écrit ; pour un but d'indication pathogénique et
de classification, les lignes suivantes : « Ces résultats
fournis par l'analyse chimique, sont tout-à-fait décisifs,
et ne laissent plus le moindre doute sur la nature
phlegmasique du rhumatisme , *que l'on ne peut plus
se refuser à placer dorénavant au premier rang des
phlegmasies aiguës.* » (*Compend.*, t. 7, p. 375.) Il n'y
a là qu'une vérité, savoir, l'indication de l'élément
phlegmasique dans la détermination locale, et encore
faudrait-il indiquer que l'élément spécial, ou spécifique,
non seulement s'y joint, mais encore domine tellement
l'autre, que la détermination morbide doit en tirer son
nom, s'appeler spécialité, ou spécificité phlegmasique;
laquelle, en tant qu'*affection*, est tellement dépendante,
à son tour, d'un élément général antérieur et supérieur,

que ce dernier seul a le droit, je ne dirai pas d'absorber l'attention du médecin, mais de lui fournir ses principales indications, et de dénommer la maladie.

142. — Nous savons bien ce que le rhumatisme articulaire aigu n'est pas, mais nous ne savons pas encore au juste ce qu'il est; nous savons qu'il n'est pas une phlegmasie; mais qu'est-il? L'étiologie du rhumatisme laisse beaucoup à désirer. Si l'on met à part quelques circonstances spéciales, telles que l'*épidémisme*, observé par Murray, ou la présence d'un virus scarlatineux, donnant lieu quelquefois, après avoir fourni son éruption ordinaire, et par conséquent d'une façon toute secondaire, à une affection analogue au rhumatisme; si, dis-je, on met à part ces circonstances qui paraissent indiquer, au moins exceptionnellement, l'intoxication, ou l'une de ses annexes (déviations), avec détermination arthritique rhumatiforme, on arrive à ceci : que le rhumatisme se développe souvent sans cause connue, et bien plus souvent encore sous l'influence du froid et de l'humidité. Mais, tandis que l'action du froid produit, avec d'autres maladies, des déterminations phlegmasiques franches, sinon aussi souvent primitives qu'on pourrait le penser, cette action, dans le rhumatisme articulaire aigu, produit une détermination secondaire toute spéciale, ou spécifique. Cela tient-il aux tissus spéciaux sur lesquels porte la détermination ? Mais, s'il en est ainsi, l'arthrite traumatique ne devrait point différer du rhumatisme, et l'arthrite blennorrhagique se confondrait avec lui. Cela tient-il à la cause du rhumatisme ? Oui, nécessairement. Mais, dira-t-on,

cette cause est généralement le froid, une cause légitime, non spéciale, non spécifique, un des éléments de l'hygiène enfin. Comment donc le froid produit-il les phénomènes de la spécialité, ou de la spécificité? C'est en agissant à titre de cause occasionnelle, et non de cause prochaine. Le froid n'est la cause directe, prochaine, que d'une suppression de sueur, par exemple, qui, chez certains sujets disposés *ad hoc* (voyez ce que j'ai dit précédemment des prédispositions), détermine un acte intérieur de la vie, qui engendre, lui, la cause générale du rhumatisme, et prochaine de la détermination arthritique spéciale, ou spécifique. Le développement spontané, dont j'ai parlé, des spécificités contagieuses, ou infectieuses, sous l'influence d'une simple cause occasionnelle, prête à cette manière de voir l'appui de l'analogie. D'un autre côté, la grippe épidémique, dont les caractères sont bien ceux d'une intoxication spéciale, ainsi qu'il appert des sagaces considérations de M. Trousseau sur cette maladie (*Thérapeut.*, t. 1, p. 538), ne paraît pas se rattacher à d'autre influence qu'à l'action prolongée du froid et de l'humidité. Nouvelle analogie plus saisissante et plus directe à recueillir. — Je passe volontiers sur les autres causes occasionnelles, ou prédisposantes, des auteurs, causes sur la valeur relative desquelles ils ne s'entendent guère : l'hérédité, l'âge, le sexe, les saisons, les suppressions diverses, et ainsi de suite. Ces influences n'ont rien de constant et de véritablement digne, à mon avis, de fixer l'attention. Mais ce que je rappelle expressément, à propos de l'étiologie du rhumatisme articulaire aigu, c'est son mode d'invasion, précédé d'un travail pathogénique préparateur, mode si bien signalé et apprécié par M. Bégin, en plein règne du *solidisme*, et du reste si significatif en lui-même.

143.—Donc ce que nous savons jusqu'à ce moment d'une manière certaine, c'est que s'il y a de l'inflammation dans le rhumatisme articulaire, cette maladie n'est point une phlegmasie. Et, ce que nous n'ignorons pas non plus, c'est que l'élément intégrant, le phénomène de la maladie générale qu'on nomme arthrite rheumatique, ou bien, sur un autre point de l'économie, endo-péricardite rhumatismale, est une *spécialité*, ou une *spécificité-phlegmasique*. Mais de quelle nature enfin est l'*origine* (on sait le sens que j'attribue à ce terme), de la spécialité, ou de la spécificité? Est-elle *essentielle*, nerveuse, ou humorale? En d'autres termes, la maladie rhumatismale, à l'état aigu, relève-t-elle originairement de l'intoxication, ou de ses *annexes*, ou de l'*essentialité*? Peut-être relève-t-elle à la fois de deux origines? Tout me porte à croire, d'abord, quand je réfléchis sur les détails dans lesquels je viens d'entrer, que le rhumatisme aigu fait partie de la grande espèce *intoxication (annexe)*. Je ne vois guère, en effet, comment la suppression de transpiration, cause occasionnelle si fréquente du rhumatisme, agirait autrement qu'en apportant aux fluides de l'économie un élément incompatible avec l'équilibre. Mais, d'un autre côté, le système nerveux joue un rôle si important dans la série morbide, qu'on pourrait supposer que le froid a agi directement sur les centres nerveux et les a mis en mouvement, pour la production du rhumatisme. S'il en était ainsi, cette affection devrait être considérée comme une essence mixte, participant, je le répète, à la fois de deux origines, l'une nerveuse, l'autre humorale, avec plus ou moins de prépondérance de l'une, ou de l'autre, selon les cas. Cependant, il est possible aussi que les nerfs ne se mettent en action que secondairement, ou sous l'influence d'un sang dévié de son norme. Dans cette hypothèse, comment s'établirait le conflit périphérique? Proviendrait-il du rapport anormal du sang avec les centres de l'innervation, ou avec les extrémités des nerfs? En d'autres termes, se formerait-il par voie directe, ou par voie réflexe? Je ne sais; mais qu'importe! L'essentiel est de constater que le rhumatisme est d'abord une maladie générale, d'une nature toute spéciale, ou spécifique. Spéciale, plutôt que spécifique, s'il est vrai que le caractère de la spécificité soit, très-généralement, de se transmettre et de se reproduire partout semblable à elle-même. (Trousseau). Or, cette spécialité, quant à son origine humorale, paraît être bien plutôt une *annexe* de l'intoxication (déviation), que l'intoxication proprement dite, puisque celle-ci, nous l'avons vu, lutte généralement contre la tendance qu'auraient ses déterminations à élever le chiffre de la fibrine du sang. D'où je conclus que le rhumatisme articulaire aigu est une maladie mixte, selon le sens des explications que je viens de donner sur la coopération du système nerveux au développement des phénomènes.

Au reste, les anciens médecins rattachaient, on le sait, l'essence rheumatique à une cause humorale. Jusqu'à la fin du dernier siècle, on a maintenu cette idée. Sydenham lui-même parle à chaque instant, à propos du rhumatisme , *de la matière morbifique qu'il faut évacuer*; Boerhaave et Van Swiéten abondent dans le même sens; le rhumatisme est à leurs yeux, comme aujourd'hui aux yeux de M. Trousseau ; une *fluxion catarrhale*, qui , pour me servir des expressions des vieux maîtres , *pousse la matière morbifique dans les parties avec grande douleur, et sans qu'il y ait auparavant aucune lésion appréciable*. Hoffmann parle à peu près de la même façon. Il faut arriver à Cullen , pour que le rhumatisme devienne une phlegmasie. Les anatomo-pathologistes modernes , fidèles à ce précepte , que l'on ne peut remonter au-delà de ce qui est touché et vu , et habitués d'ordinaire à ne voir , ou à ne toucher que ce qui est très gros, très palpable, devaient , par méthode , négliger l'antique et fine symptômatologie qui avait arrêté l'opinion des écoles; ils devaient , dis-je , nécessairement partir des symptômes locaux du rhumatisme articulaire aigu , et en faire un des types de l'espèce phlegmasie !

144.—Ceci dit, les visées de M. Andral, consignées à la fin de mon neuvième chapitre et qu'il m'importe de relater, prennent pour moi une importance qu'elles n'avaient peut être pas pour l'auteur de l'*Essai d'hématologie pathologique.* (§ 126.) Ces visées , rapprochées des diverses considérations qui ont fait l'objet de mon travail , me mettent en garde contre les classifications en vigueur, et contre les préceptes de médecine qui en découlent. Le défaut de signification pathogénique du quaternaire et même des signes tirés du sang, l'importance qu'il faut attacher, et que l'on néglige d'attacher à l'ordre sériel des symptômes, la considé-

ration trop négligée peut-être de leur collectivité et
des circonstances qui les environnent, l'état fait de
toutes les données pathogéniques inscrites dans le
chapitre qui précède , me font douter que la plupart
de nos phlegmasies de la classe soient réellement dignes
du nom de *phlegmasies*. Je me demande si nombre de
pneumonies ne sont pas des *fièvres-pneumoniques* ; ou
des *intoxications*, ou des *annexes* de l'*intoxication ;* si
nombre de déterminations réputées *primitives* ne
sont pas *pseudo-primitives*, réputées *franches* ne sont
pas *pseudo-franches ;* si enfin les symptômes de ces
maladies, bien analysés, bien interprétés, soit qu'ils se
manifestent avant, ou en même temps que des déterminations spéciales , pseudo-franches , ou réellement
franches, n'annoncent pas une espèce qui se distingue
plutôt par la généralité primordiale des phénomènes,
que par la primitivité du travail local? Ce problème
ne peut se résoudre que par l'application des vrais
principes à chaque individualité morbide, dans le but
de reconstituer la classification. Ce sera sans doute,
pour moi, l'objet de la publication d'un second travail.

Quoi qu'il en soit, je le répète, en écrivant ce que
je viens d'écrire, je ne prétends nullement nier le fait
de phlogose locale , j'entends seulement le subordonner, dans la grande majorité des cas, à quelque
chose d'antérieur et de supérieur , de manière à ce
qu'il reste à la place qui lui revient dans l'ordre
pathogénique, et ne dénomme plus l'affection, et ne
tende plus ainsi à fausser , à contraindre la thérapeutique. Si j'ai raison sur ce point , le praticien doit
faire beaucoup plus de cas que cela n'a lieu de l'élément général , beaucoup moins de cas de l'élément

local : mais ai-je raison ? Je le crois, et j'en ai dit assez pour avoir le droit de poser ce principe : *il n'y a guère de phlegmasie digne de ce nom, digne de répondre aux exigences de la définition moderne des phlegmasies, il n'y a guère, en un mot, de phlogoses primitivement locales , que celles de cause traumatique.* Et encore inscrirai-je tout à l'heure une réserve à côté de cette assertion.

Presque toutes les inflammations non traumatiques (je dis *presque* parce qu'en médecine il n'y a rien d'absolu) , ont à mon sens une *origine* générale, *humorale* ou *essentielle;* presque toutes sont des *déterminations ,* c'est-à-dire des faits d'attraction entre le parenchyme et le sang , auxquels l'état du sang , avec ou sans élément spécial , ou spécifique ; prend la première part , auxquels aussi l'initiative nerveuse (essentialité) ,qui change si bien et la crase des fluides et le rapport des fluides et des solides , peut prendre une part considérable. — J'appuierai ces vues de quelques citations et réflexions.

145. — M. Andral , à propos du fameux signe excès de fibrine ; s'exprime ainsi : « Il ne me semble pas qu'on en ait fini avec une question aussi grave , et dont la solution doit décider si , dans le grand problème de l'inflammation , le commencement de la maladie existe dans le solide, ou dans le sang, ou bien si l'altération de l'un n'est pas tellement solidaire de celle de l'autre, que toutes deux doivent naître nécessairement dans le même moment. » *(Essai d'hématol. ;* p. 98.) — Il y a là une lumière. Quand on rapproche cette remarque du jugement que nous avons porté

sur le signe excès de fibrine dans le rhumatisme, quand on se souvient qu'il faut de toute nécessité, dans cette maladie, rattacher à une même cause générale et supérieure, et le travail local, et l'augmentation de la fibrine, on arrive, par induction, à concevoir comment la fibrine augmente dans les phlegmasies, à concevoir du même coup la généralité de ces maladies. — Mais, objecte-t-on, une brûlure fait monter la fibrine du sang, et l'on pourrait penser qu'il en est ainsi dans toute phlegmasie, c'est-à-dire que nous trouvons là le type du rapport de tout travail phlegmasique avec l'excès de fibrine. Cependant, le fait de la brûlure ne prouve qu'une chose, c'est qu'il y a, dans tout cela, comme l'écrit M. Andral, des inconnues à dégager. Il faudrait en effet savoir si l'augmentation de la fibrine ne dépend pas plutôt de la généralisation de la phlogose, ou mieux de la formation d'un état phlogistique général, que du travail local même ? Dans ce cas, la phlogose locale produirait, à titre de simple cause occasionnelle, l'*état général phlegmasique* dont elle procède dans d'autres circonstances, et c'est de cet élément général, essentiellement différent des phénomènes généraux réactionnels qui sortent des sympathies, c'est, dis-je, de cet état devenu plus important que la phlogose locale, que procéderait l'élévation du chiffre de la fibrine du sang.

D'après Tommasini, que cite M. Andral : « Il n'y a pas d'inflammation proprement dite sans production d'une *diathèse*; une irritation locale que détermine une épine enfoncée dans un doigt ne devient une inflammation, que si, à propos de cette lésion toute circonscrite, la *diathèse* sthénique vient à s'établir, et elle s'établit *par la diffusion de la phlogose.* » *(Essai d'hématol.*, p. 101.) Cette pensée vitaliste est d'une philosophie excellente et conforme aux faits ; elle envisage la lésion locale primitive comme une occasion d'extension d'un état morbide, c'est-à-dire de participation de la vie, du général, à la maladie ; puis peut être comme une sorte de retour de la vie contre l'offense faite à l'une de ses parties, et contre la priorité même de *l'affection.* C'est en ce sens que, dans les localisations d'une certaine étendue, la maladie procéderait d'abord de la partie au tout, mais que le tout aussi, selon sa manière d'être et ses forces constitutives, se substituerait, en fait d'importance pathogénique, à l'élément local, dominant, réglant, déterminant son caractère, sa marche et sa fin. Aussi dois-je remarquer que même dans les lésions trau-matiques, lorsqu'elles ont une certaine importance, les exigences de la définition moderne des *phlegmasies* me paraissent mal remplies ; si nous y trouvons le premier trait de cette définition, savoir, *la primitivité du travail local,* nous n'y apercevons plus le second, c'est-à-dire *la persistance de la subordination du général au particulier.* En sorte que, par cette inter-version de rôle, la lésion locale semblerait n'être plus qu'un simple phénomène intégrant de *l'état* général. Telle est la réserve dont je me proposais de prendre acte, et à laquelle je faisais tout à l'heure allusion, avant de citer le passage de Tommasini qui l'appuie implicitement.

Mais si je réclame le droit, peut être excessif, d'aller jusque là, dans la sphère du *traumatisme,* à

18

plus forte raison dois-je prétendre qu'en dehors du traumatisme, il n'y a pas de maladies fébriles primitivement locales ? Sur ce point, j'entre volontiers dans les idées de M. Marchal (de Calvi.) « Casimir Broussais, écrit-il, n'admettait pas de maladies générales, et nous n'admettons que des maladies générales. A ce point de vue, il y a des lésions, des affections chirurgicales, il n'y a pas de maladies chirurgicales ; toute affection (il ne faut pas confondre l'*affection* avec la *maladie*), qui se produit indépendamment d'une cause externe, est la manifestation d'une *diathèse* ; c'est une maladie générale, ou plutôt un symptôme, un accident, un épisode d'une maladie générale. On prend communément la partie pour le tout. Une pneumonie n'est pas une maladie, c'est une affection ; la maladie, dans ce cas particulier, c'est, par exemple, la *diathèse* catarrhale.» *(Recueil, p. 25.)* Voilà qui est bien dit : je reprocherai seulement de nouveau à M. Marchal, d'avoir séparé trop catégoriquement un phénomène intégrant d'une maladie, l'affection, du grand fait général auquel il se lie, de la maladie, en un mot, qui détermine essentiellement ce qu'il est et ce qu'il doit devenir.

Notre honorable collègue et condisciple, M. Caseneuve, en traitant du rhumatisme articulaire, écrivait les lignes suivantes qui abondent dans le même sens. « Les causes traumatiques impriment toujours un cachet particulier aux maladies qu'elles déterminent. Ainsi la pneumonie que nous observons tous les jours provoque si rarement la formation d'abcès qu'on en a presque nié la possibilité ; l'inflammation consécutive à une plaie du poumon donne au contraire souvent lieu à des collections de pus ; la gastrite par suite d'un empoisonnement présente des particularités qu'on ne trouve pas dans la gastrite spontanée ; l'érysipèle qui, lui aussi, envahit tantôt tel point, tantôt tel autre du corps, se rapproche plus du caractère phlegmoneux, quand il est le résultat d'une cause externe, que lorsqu'il survient spontanément. » *(Recueil de mémoires de médecine, de chirurgie et de pharmacie militaires; t. 45., p. 239.)* N'y a-t-il pas là une induction précieuse à recueillir, à invoquer en faveur de la généralité primordiale des maladies fébriles qui ne sont pas le résultat d'une lésion traumatique, quelles que soient d'ailleurs, selon la forme et l'aspect, leurs déterminations, quelle que soit même l'importance que ces dites déterminations peuvent paraître avoir dans la causalité ? Oui sans doute, et nous devons être avertis de ne pas prendre, le cas échéant, des effets pour des causes, des fantômes pour des réalités.

146. — Quoi qu'il en soit, abstraction faite de ce que les considérations que je viens de présenter, dans cette dernière partie de mon travail, peuvent avoir d'hypothétique, en certains points, on peut, à propos de chaque individualité morbide faisant actuellement partie de la classe des phlegmasies, et en se rappelant avec soin la valeur et l'ordre sériel des symptômes, les signes, et ainsi de suite; on peut, dis-je, mettre hors de cadre la plupart des prétendues phlegmasies de la classe. En sorte qu'en définitive la définition de la *phlegmasie* étant donnée par les auteurs, par opposition à celle de *fièvres*, et prise au sérieux, si l'on compare les phlegmasies de nos livres à la série

morbide qui s'accorde avec la définition des *fièvres* ,
à celle qui s'accorde avec la définition de l'inflammation, on tire de cette comparaison méthodique une
certitude telle de la généralité primordiale des phénomènes, dans la plupart des cas, une évidence telle
de ce point de pathogénie , que c'est, en bonne logique , aux localisateurs qu'il incombe de prouver ,
quand elle existe, la primitivité du travail local. Or, si
cette preuve n'est pas faite, je le suppose, c'est à nous,
c'est aux adversaires de la prépotence des localisations
primitives , de montrer comment toute détermination morbide qui n'est ni un premier terme de série,
comme dans le *traumatisme,* ni ce qu'on a le droit de
nommer une *complication*, constitue un phénomène
intégrant, soit franc, soit spécial, soit spécifique, d'une
fièvre essentielle, d'une intoxication, ou d'une *annexe*
de l'intoxication. C'est, entre autres, à cette idée pathogénique que j'ai essayé de pourvoir en écrivant l'opus-
cule que je livre aujourd'hui à la publicité. Il me reste-
rait, comme je l'ai déjà dit, à appliquer mes principes,
c'est-à-dire à présenter une classification raisonnée
des maladies fébriles : j'espère que les circonstances
me procureront la stabilité et les ressources nécessaires
à l'accomplissement d'un pareil travail d'analyse ;
ressources de livres , de documents divers , et de
discussion orale , qui font défaut à notre existence
nomade, et que les plus laborieuses méditations ne
remplacent pas. Que ces dernières remarques me
servent d'excuse aux yeux de ceux qui auraient à me
reprocher des fautes , des lacunes , et peut-être aussi
l'oubli de travaux de médecine qui ne sont pas par-
venus jusqu'à moi. — Je ne me résume pas ; un

ouvrage synthétique , s'il est convenablement conduit , a rarement besoin de cette mesure d'ordre. Je
n'ai même aucun motif de reproduire les principales
pensées du livre , exprimées dans les deux derniers
chapitres , ni de réitérer des conclusions comprises
dans les prémisses, éclaircies par les discussions , et
assez nettement formulées , en définitive , pour qu'il
me soit recommandé de n'y plus revenir.

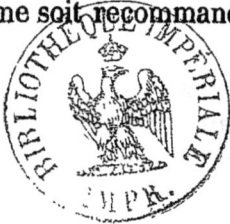

FIN.

TABLE DES MATIÈRES.

—

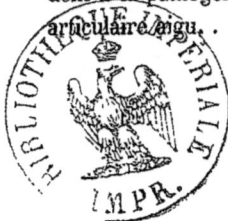

—

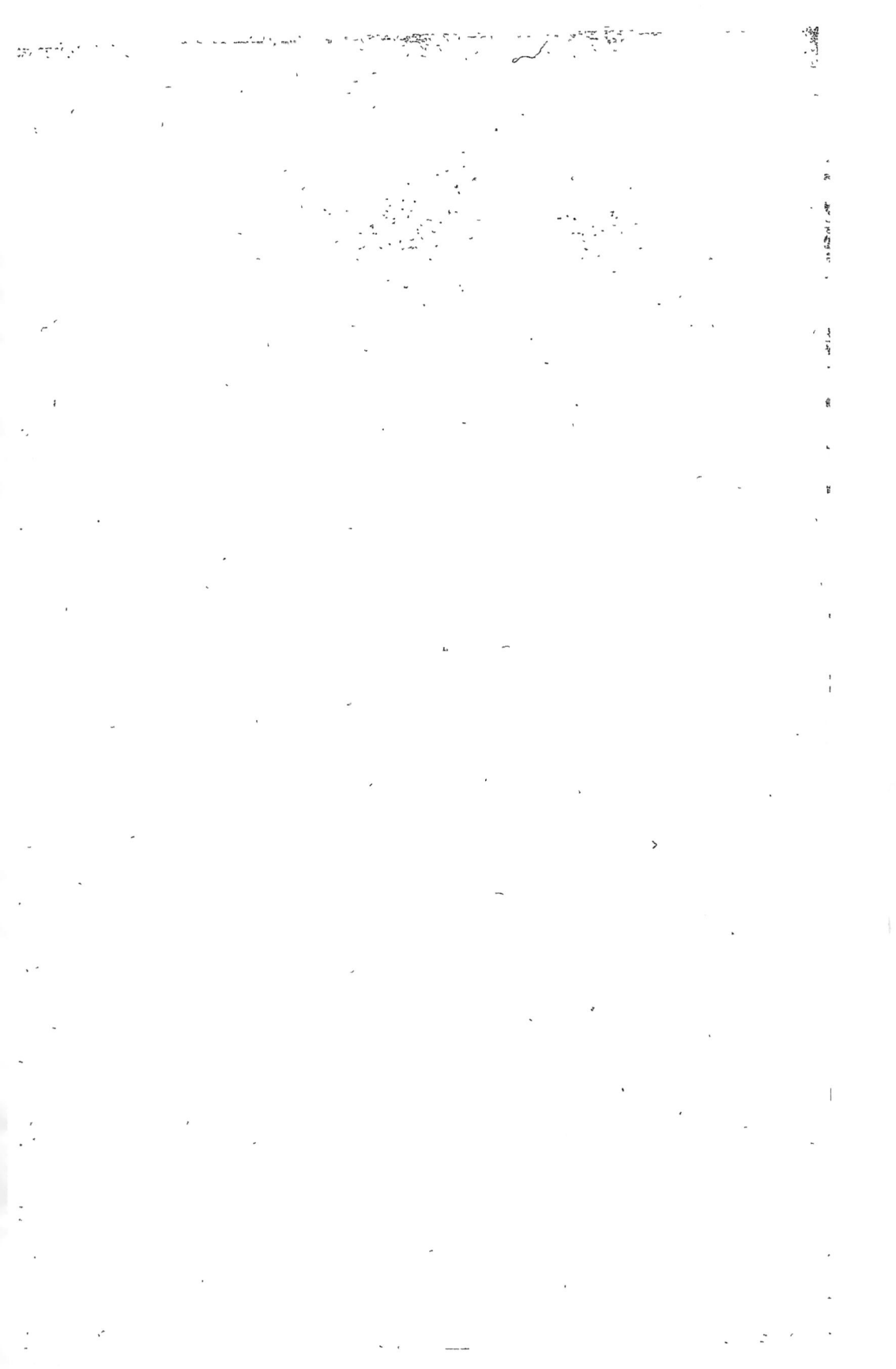

www.ingramcontent.com/pod-product-compliance
Lightning Source LLC
Chambersburg PA
CBHW070247200326
41518CB00010B/1717